你一定要知道的

无痛分娩

——来自哈佛的完全解答

[美]威廉·卡曼博士　凯瑟琳·亚历山大　著

胡灵群　主译　　连庆泉　崔泓　副主译

世界图书出版公司

上海·西安·北京·广州

图书在版编目（CIP）数据

你一定要知道的无痛分娩：来自哈佛的完全解答 / [美] 卡曼博士，[美] 亚历山大著；胡灵群主译. — 上海：上海世界图书出版公司，2010.9（2018.12重印）

ISBN 978-7-5100-2639-3

Ⅰ. ①你… Ⅱ. ①卡… ②亚… ③胡… Ⅲ. ①分娩—基本知识 Ⅳ. ①R714.3

中国版本图书馆CIP数据核字（2010）第165362号

责任编辑：王丹

你一定要知道的无痛分娩——来自哈佛的完全解答

[美] 威廉·卡曼博士　凯瑟琳·亚历山大 著
胡灵群 主译　连庆泉　崔泓 副主译

上海世界图书出版公司出版发行
上海市广中路88号
邮政编码　200083
上海景条印刷有限公司印刷
如发现印装质量问题，请与印刷厂联系
质检科电话：021-59815625
各地新华书店经销

开本：890×1240　1/32　印张：9.5　字数：204 000
2018年12月第1版第3次印刷
印数：11001-13000
ISBN 978-7-5100-2639-3/R·251
图字：09-2010-335号
定价：19.80元
http：//www.wpcsh.com

此书献给所有的中国母亲，是你们生育了我们。每次生日的时候，总让我想起这是母亲经历痛苦的日子。现在，我们有办法应对产痛了，你们可以更多地享受新生命降生的喜悦！我要感谢所有参加“无痛分娩中国行”的美国和中国的同行同胞，是你们让中国母亲更早、更快、更多地享受无痛分娩。

胡灵群医生

目　录
CONTENTS

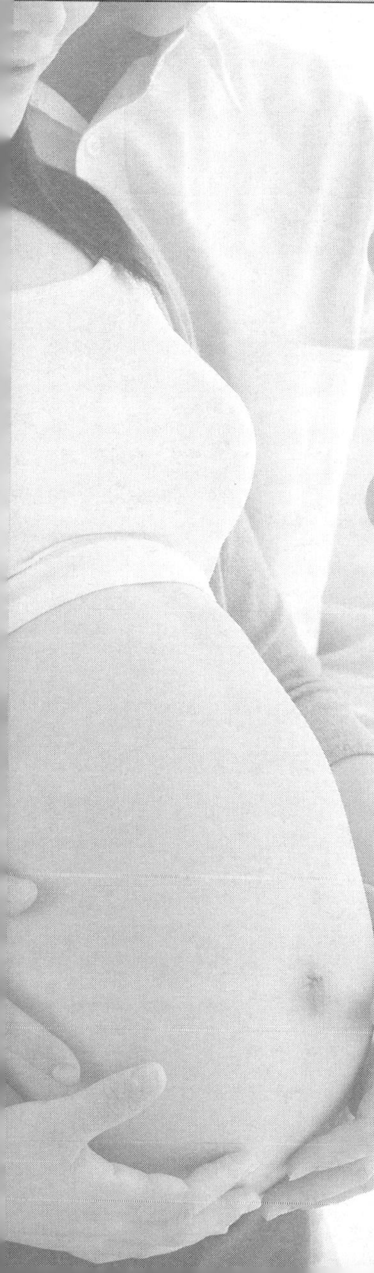

译 序

—— 写给中国读者的

《你一定要知道的无痛分娩——来自哈佛的完全解答》能与中国读者见面是值得高兴的事。这本书的出版有许多故事里的故事。还是从挖掘这本书的英文版开始说起吧。

2006年，一个偶然的机会，我非常吃惊地发现，中国的无痛分娩率还不到1%，和美国85%的平均值相距甚大。受惠于中美两国医学教育、在两国都行过十年医的我，便组织起了名为“无痛分娩中国行”（No Pain Labor & Delivery – Global Health Initiative，NPLD-GHI）的教育项目。2008年起，我们已经成功地将无痛分娩的观念和技术介绍到中国的大江南北。我们和中国的同行精诚合作，多年来一直为建立10个现代产房及产科麻醉培训基地而努力着；我们要让更多的中国产妇享受到安全、有效的椎管内无痛分娩，使其普及率增加10个百分点。

在所有的工作中，孕产妇的产前教育理所当然是一个必不可少的重要环节。但是搜寻了中国的大小网站，始终没能找到理想中的资料，因此我将目光转到了英文读物上：《Easy Labor》这本出版不到一年就已经有了三种译文（英文、日文和土耳其文）——现在又多了罗马尼亚文和中文版本——的科普小册子马上吸引了我。该书作者还是我这个NPLD-GHI教育项目的骨干、哈佛大学医学院布莱根和妇女医院产科麻醉主任、教授——威廉·卡曼（William Camann）医生。仔细一读，我们医院产科麻醉主任辛迪·黄医生（Cynthia Wong，中文名黄道真）生孩子的故事也在其中。而且，黄医生2005年关于“宫口3厘米以下实施腰硬联合麻醉不会影响产程”的最新产科麻醉研究发现（这项研究发现一年内改写了“美国麻醉科医师学会”和“美国妇产科医师学会”有关产科麻醉和分娩镇痛的两部临床指南）也概括在书中。于是，把它尽快翻译成中文的念头就这样定了下来。

这是一本非常口语化的科普读物，为了让高中毕业生都能读懂，书中运用了很多俚语。我很快意识到，要把这本英文小册子变成脍炙人口的中文科普读物——美国俚语的中国化、医学术语的通俗化、字里行间寓意的明朗化——都不是容易的事；最好是由一位在中美两国都做过产科麻醉、生活在美国、母语是中文、又有很强中文写作能力的医生来担任本书翻译。很显然，这是不可能找到的。最终决定，无论如何也要尽力而为，我也就赶鸭子上架成了主译（翻译实在不是我的专业）。

翻译过程中，困难自然不少，但确实从中学到了很多东西，也非常享受这个过程。书中许多地方还很惊险，有些章节扣人心弦之处不亚于武侠小说，让人恨不得一口气读完，等不及什么“请听下回分解”。这本书的写作非常具有针对性，从医患双方的角度叙述，摆事实讲道理，让人读得轻松也容易理解；不知不觉就翻译完了，很有回味无穷的感觉；甚至还有点不敢相信，世上竟然有这么好的一本书！对自己当初的眼力真是颇感自豪呢。

书中有很多“美国化”的成分，比如第一章中的医院选择问题，中国的准妈妈们可能没有这么大的选择余地。其实，有没有这类分娩中心并不重要，重要的是你得尽量选自己喜欢的医院。书中介绍的一些方式方法在中国还不普遍，不一定能找得到。不要紧，我们的医疗体系现在越来越重视“以人为本”，患者有了需求，我们的医院很快会行动的。当然，美国的医院也不是什么都有的，而且随着时间推移，有些模式和方法正在消失着。都说条条大路通罗马，罗马（真理）只有一个，道路却有很多条。走中国的道路还是走美国的道路，都要以医疗的安全性、有效性和患者的满意度为最终目标，这也是两国医学同行们交流的基础和医学发展的前提。一味照搬、照抄美国的东西和一概而论或笼统地谈“国产化”都是不可取的。其实，这并不是中美之别，美国每个医院的具体做法也不完全相同，但都是以为产妇提供安全有效的无痛分娩为准绳、以保障母婴健康且产妇满意为根本出发点的。

要说中美间的最大区别，其实是我们的患者。美国的患者往往更像逛商场买东西一样挑三拣四。书中对各种方式、方法或技术技巧的介绍都是针对这类“消费者”的，中国的读者会有些不习惯，很可能读完之后还不知道应该选什么。我自己应对这些问题（包括买车）的基本准则是：首先搞清楚我最终要什么，去除那些连专业人士自己都不用的东西，了解一下哪些是现实存在的、也就是我真正能选择的；然后比较余下来的两三个，看看它们各自的优缺点是什么，有没有自己忍受不了的；作决定前，再了解一下消费者对我预选方法/产品的评价。最后，确定我的第一到第三套方案（第一方案是拿来用的，其他两个是备案）。当然，对于椎管内无痛分娩，一般采用的是多个方法组合成的一个方案。美国患者的另一个特点是多人种多文化，其中亚裔也占了不小的比例。从这层意义上说，本书提及的各种分娩镇痛方式方法，对中国女性的适应性应该是不成问题的。而近年来，“无痛分娩中国行”调查了城乡6,500多母婴的数据也证实了这一推论。

非常感谢温州医科大学第二附属医院麻醉科医生们，是他们牺牲了很多自己的时间完成了本书的初稿，特别是胡明品主任和时亚平女士不知疲倦、细致入微、兢兢业业的工作。感谢本书原作者哈佛大学的威廉·卡曼博士和凯瑟琳·亚历山大女士给我们带来了这本极富想象力和知识性的科普读物；感谢我的同事辛迪·黄医生的支持和帮助；也感谢我的教学秘书卡罗琳·贝茨女士给予的很多语言方面的帮助。

值得感谢的还有哈尔滨电视台的费军主播为本书配录了音频，阿普伽国际医疗的杨书伟先生通过《无痛分娩中国行杂志》平台编辑成册（见封底二维码）。

此外，衷心感谢10年以来，来自世界各地参加“无痛分娩中国行”达700多人次的志愿者，99家合作医院的医护人员和领导，为普及这一利国利民医疗措施而努力的相关专业医护人员和学术团体领导，为母婴安全奔波的各行各业的同胞们。感谢许多默默无闻帮助校对的产妇及其家属，他们为本书文字的通俗可读和消除翻译文章的印记提出了很多宝贵的意见。

胡灵群医生

“无痛分娩中国行”发起人及总负责人

美国芝加哥西北大学芬堡医学院麻醉科

2018年8月31日

写在前面的话

恭喜恭喜！你怀孕了！不管你是第一次生孩子还是有过经历的，怎样轻轻松松生孩子都是绝大多数孕妇的心愿，向往一个安全、舒适、愉快生孩子的过程是太自然不过了。

大多数女性把生孩子描绘成一生中最美好、最快乐也是最痛苦的时刻。这本书是为了让你的这段经历少一点痛苦、多一点快乐而编写，献计献策，让你知道怎么更好地利用药物性的或者非药物性的分娩镇痛手段来实现这一目标。

怎样轻轻松松生孩子是可以通过你自己的努力——外力的支持、充分的准备和分娩镇痛实现的。尽管有时通过了各种努力之后的分娩过程还是很艰难，但轻松分娩是可能实现的，在当今社会这已经不再是个梦想了。

分娩的痛苦伴随了人类的世世代代。但是，现代医学的发展和进一步的深入理解、采用非药物分娩镇痛，已经深刻地改变了生孩子的经历。你已经不必把生孩子与疼痛和痛苦挂起钩来了。

作为工作在美国最忙碌的一个产房——波士顿哈佛医学院百翰妇女医院里的产科麻醉主任，我每年负责为近万例产妇提供安全舒适的无痛分娩。在近二十年为产妇提供的产科镇痛过程中，我注意到，来医院的产妇，准备充分的、思想开放的、又能够适应变化的，往往会在产程中表现出色，产后也更心满意足。

我通过和上千名产妇交流，对她们镇痛要求的了解以及自己不断的观察后发现：已经研究过镇痛方法、了解了各种药物干预手段利弊的孕产妇，在选择分娩镇痛方法时显得更为自信。分娩过程往往是无法预料的，那些心态开放、听得进建议、能够随机应变来面对分娩镇痛的产妇，比较容易得到她们所期望的那种安全、舒适的生小孩经历。

随着预产期的临近，你可能有一种复杂矛盾的感受，对即将来临的分娩，你的兴奋、解脱、迷茫、担忧之情交织在一起。孕产妇此时此刻的这种复杂感情是很常见的。你最担心的可能是小宝宝是否能平安地降生，再就是生孩子的疼痛。

新理念新方法

如今的产妇对镇痛方式的选择比以往多得多。但是直到前不久，分娩镇痛仍经常被当作一个非此即彼的命题，不是选择不借助任何医疗手段的“全自然分娩”—— 非药物性镇痛；就是借助现代最佳的医疗手段来减轻产痛 —— 药物性镇痛（硬膜外镇痛是最典型的一种）。现在许多母亲发现她们实际上有很大的选择余地，包括药物性和非药物性相结合的方法。大多数产妇才明白，一旦产程启动，鉴定哪个是最有效的分娩镇痛方法的是那个属于她们自己的产程而不是她们自己。

正在准备分娩的孕妇已经不再需要考虑是选拉梅兹法，还是硬膜外镇痛；是用吗啡药，还是用按摩。最有效的分娩镇痛策略是两者兼顾，综合利用各种方法，相互取长补短。在医务人员的帮助下，你自己来决定和选择最理想的分娩镇痛方法：是非药物性的全自然分娩，还是药物性镇痛分娩，抑或是两者的结合。

书中介绍了各种分娩镇痛的方法，包括最有效的，也有效果不太理想的。我们也会解释一种具体方法的成功与否是如何因人而异的。

不同角度看问题

几个世纪以来，妇女们一直寻求减轻产痛的方法。无痛分娩理念上的激烈争议和分歧至今依然存在，最大争议点是什么样的生产经历对母婴最好，医务人员、分娩教育人员、孕妇自己各持己见。

本书的目的，是使你在临产之前对所有的分娩镇痛方法有个大概的了解，并有足够的知识信息和自信选择你自己的分娩镇痛方式。一旦产程启动，你能根据你的理解、你的价值观、你的轻重缓急和个人喜好对分娩镇痛做出有利于自己的明智选择。

当今有关无痛分娩技术的产前教育和科普文献并没有与产妇在产房里的实际情况同步。目前在美国医院生产的产妇80%选择了某种形式的药物分娩镇痛，但很多产前教育还在强调推广非药物性全自然分娩的策略，强调尽可能避免或者推迟采用药物镇痛分娩，这对产妇造成的印象是她们应该尽可能地了解和掌握对付产程中剧痛的各种技巧，那些能安全有效帮助产妇避免、缓解、消除产痛的药物性分娩镇痛和镇痛技术却经常被忽略。

全面了解药物和非药物镇痛方法的重要性

有些产妇在整个产程中只用非药物的方法就能有效地控制疼痛，比如，调节呼吸、放松、水中分娩。大多数孕产妇则愿意接受药物性的方法减轻或消除疼痛，只要这种方法是安全有效的。但即使是这些人，特别在产程的早期，也是能受益于一些非药物性技巧的。不懂非药物镇痛方法的产妇，一旦得知还要忍受几个小时的疼痛才能用上药物镇痛后反而会更加痛苦。

一个广受推崇的观念：少用或不用药物镇痛干预生孩子是最理想的。可现实往往是无情的，不想借助药物镇痛包括硬膜外镇痛的产妇，一旦发现产痛远比自己想象的厉害，或者自己所用的非药物镇痛手段不够有效的时候，理想就和现实对不上了。那些从来没有想过药物镇痛、也不了解药物镇痛常识的产妇，在产程中面临各种选择需要作出决定时，就会变得措手不及，充分的准备更是无从谈起。

本书将介绍有关如何应对不可避免的产痛，以及如何尽可能安全、个性化地减轻或消除产痛的知识。

这些年来，我几乎每天和那些与产痛作斗争的女性在一起，我发现镇痛方式的各种选择时常和产妇的初衷相矛盾。我见过完全不借助药物镇痛、忍受数个或数十个小时剧痛的产妇，事后却感到生孩子非常美妙和值得；见过一进产房，就被产痛吓得如临大敌、不知所措（也许是因为以前的经历），要求、命令或是恳请医生解决她们的产痛，不到无痛不罢休；但更多的产妇，对镇痛要求强烈、愿意选择安全有效的药物镇痛，联合一些非药物性镇痛技巧达到目的。

渴望无痛是人类的本能。产痛是女性人生经历中一个最强烈的感受。我们衷心希望这本书能让你全面了解所有分娩镇痛的方法，了解它们对你和你小宝宝的利弊，帮你做出适合你自己的轻松分娩方案——少一点疼痛，多一点快乐。

威廉·卡曼博士

如何阅读本书

——给喜欢跳着读书的人的建议

我们期望你带着分娩会是什么感觉、怎样才能减轻产痛等问题来读这本书的。希望你会从头至尾地通读一遍（有很多的章节前后关系密切，专业名称也是以出现次序定义的——译注）。但也许你只喜欢读某个镇痛方面的章节。下面是我们根据读者的兴趣和关注的不同而建议的一些特别重要的章节供参考。

如果你很胆小，特别是临近预产期，又对生孩子和产痛充满担忧和恐惧，你非常有必要阅读第三章“对生孩子恐惧是常见、也是正常的”，从中得到安慰。

如果你是第一次做准妈妈，仍对把一个生命从肚子里带到这个世界上来觉得简直不可思议的话，想知道生孩子是一种什么样的感觉，读一读第二章“生孩子到底有多疼？”。

如果你想了解一种能对生孩子恐惧“洗脑”的办法，建议你阅读第六章中的“催眠术”，这种方法在产房里变得越来越普遍。

如果你已经决定选择硬膜外镇痛，不再考虑其他方法了，那就直接阅读第二章里的“你准备好了吗？”，听听专家的意见——为什么硬膜外镇痛是选对了，而你准备跳过其他分娩镇痛的方法是不明智的。接着，你可能会想读一下第六章“非药物性分娩镇痛技巧”。

你也许会想，为什么一本减轻产痛的书还包括那些不必要提供、甚至反对药物镇痛的“全自然”分娩理念。

在我们看来，抛开那些不同的观点和看法（有时候是相互对立的看法），来讨论分娩镇痛这个问题是不可能的。一些女性，无论是希望使用现代药物镇痛来达到无痛分娩，还是坚定不移地用某种非药物性的“全自然”手段，都会感到她们的那种“正确”方法没有被其他女性或身边的医务人员所支持和理解。

我们希望本书尽可能多地列举出有关分娩方法的不同观点和信息资料，让你清楚地知道所有的方法都是对你敞开的。贯穿本书的那些有关分娩镇痛的各抒己见比高度个性化的选择会得到更多的赞誉和肯定。

本书使用的“他”、“丈夫”是指“配偶”，只是为了便于叙述。

你可能注意到传统西方医学和互补替换医学在这个领域的很多研究结论是相互矛盾或是没有定论的，部分原因是因为在产程中的产妇身上，做一个可靠的研究是十分困难的。在这个领域，各种变化日新月异，包括一些药物、技术或临床规范，因此，已经研究的用在分娩期的特定药物或临床干预措施，在其他一些调整改动以后或研究以后的实际运用过程中，可能会出现临床结果和研究结论不一致的情况。

这个领域研究的另一个挑战性问题是不同产妇对产痛的感受差异很大。就像第二章所描述的那样，产痛受多种因素的影响，包括骨盆的形状、胎儿的大小和胎位、宫颈扩张的速度等，这些可变因素给研究者选定或测定某个特定临床结论带来很大困难。另外，产痛是一个动态的变化过程，甚至可以持续到产后2~3天。这些因素又可能影响到有关产妇研究的结论。

对如此之多的减轻产痛方法，无论是药物性的还是非药物性的，不是简单的大规模研究就能比较出它们的好坏。在本书中，我们选择采用的都是被广为接受、针对性强和新近的研究进展。希望这些知识信息能够帮助你少一点焦虑，多一点准备，从而做到轻松分娩。

第一章

你得选个称心满意的地方

选择分娩环境是分娩镇痛的第一步。如果你想用现代药物镇痛，首先得选择一个合适的生产环境。要是希望完全自然分娩方式，又不是特别肯定，那就选择一个既能自然分娩又有分娩镇痛的地方。如果选定了非药物镇痛的分娩方式，不希望在经常使用药物镇痛的医院生孩子，你就得选那些具有专业设施和护理人员的医疗机构，以保证选用其他措施或技术来减少生孩子的疼痛。

生孩子过程中，医务人员是否能随叫随到，直接影响着你对分娩镇痛方式的选择。你决定用硬膜外镇痛的时候，如果麻醉医生正好忙于其他手术，这会严重影响你的分娩。相反，如果你选定了完全自然分娩，去那些常规运用硬膜外麻醉分娩镇痛的大医院就不会是你的最佳选择。

产程中，所有的镇痛方法都替代不了医务人员的床边关怀和精心护理[1]*。*

生孩子的环境和医务人员态度之间的差别直接影响你的生产经历。恰当的分娩方式能让你放松舒适；合适的生产环境，一个能满足你各种需求（包括分娩镇痛）的医务人员的环境，会让你心满意足。

这个章节会告诉你：

- ✓ 最常见的、可供选择的生孩子环境；
- ✓ 分娩镇痛所涉及的各种用品和设备；
- ✓ 可能遇上的各类医务人员；
- ✓ 医院产房和分娩中心的一些主要区别。

医 院

在美国有将近98%的妇女选择在医院生孩子。不同的医院，它们的产房会有很大区别，产房的规模直接影响着你的分娩质量。

产妇选择在医院分娩的原因可归结为以下几点：

☺ 医院里有各种分娩镇痛的方案供你选择；

☺ 医院有对付各类医疗意外的设备和专业人员为你服务；

☺ 分工明确的专业医务人员，让你放心生孩子；

☺ 你可以在产后住院恢复2～4天。

与小医院（如社区医院）相比，大型医院可以提供更多的分娩镇痛方案。如果你需要硬膜外镇痛，大多数大医院有随叫随到的床前服务，有产房内一天24小时的专职产科麻醉医生，不会因为没有麻醉医生而延误你的时间。小医院不会有很多大医院所有的镇痛服务，也不会有24小时轮班倒的麻醉医生在医院，有的医院因麻醉医生有限，并不提供分娩镇痛服务。此外，很多小医院没有高水平的镇痛技术，所收治的通常都是那些在生孩子过程中不希望用药物干预的产妇。最终选择什么样的医院是你自己决定的，但如果你需要全方位的分娩镇痛，大医院应该是你的最佳选择。

医院产房规模和硬膜外—腰硬联合镇痛的使用率：

医院规模	硬膜外或腰硬联合镇痛比率（%）[2]
年分娩 1 500例以上	69%
年分娩 500～1 500 例	50%
年分娩少于 500 例	40%

医院规模不论大小，都会有些非药物分娩镇痛方法，包括水中分娩、淋浴、产球以及鼓励产程中活动（比如，产房内散步）和体位的调整。越来越多的医院欢迎，至少接受，你自备导乐或家属陪护。

很多医院为了让你在陌生的甚至有些让人害怕的医疗环境中放松，将产科病房布置和装备得温馨、舒适。即便做了这些努力，对平生第一次住院的你，依然会对医院望而生畏的。护理人员常常会建议你将自家的东西带到病房，以增加舒适度并缓解紧张情绪。带上你的枕头、香水、照片、收音机或碟片播放机，放爱听的歌曲和音乐。如果觉得穿自己的衣服会更加舒适自在，那就不要忘记告诉医务人员。

此外，有两个与你的医疗保险有关的问题也会决定你对环境的选择。一般来说，产科医生所在的医院就是你生产的地方。如果你喜欢你的产科医生和助产师，但不喜欢他们所在的医院，你也许会发现你需要更换医生，去你信得过的医院。

在医院分娩的产妇对她们的分娩经历满意吗?

美国对1 600位产妇进行调查，得知：

96%的人表示满意；

94%的人对医务人员的态度和理解表示满意；

87%的人对医院尊重自我决定权表示满意[3]。

分娩中心

20世纪70年代美国的分娩中心日益发展。分娩中心也称为替代性分娩中心。它是以全美分娩中心协会提出的“分娩中心应该是以防为主、细心周到、安全可靠，辅以恰如其分的临床干预又有高经济效益[4]”的原则而建立的。美国很多地区可能只有医院，并不一定有分娩中心，所以你能否在分娩中心分娩还取决于所在地的这一实际情况。

选择在分娩中心分娩的理由有：

☺ 你倾向于完全自然分娩；

☺ 你在医院里不能放松，青睐于非医疗的环境；

☺ 你更喜欢有家属陪伴，并在医务人员的护理下，采用心理上的积极对应策略而不是依赖于药物解决分娩中的疼痛；

☺ 分娩后可以根据你自己的意愿决定是否马上回家。

分娩中心通常是由助产师负责，也有医生和助产师同时运作的。如果你不希望在产程中有太多医疗干预（包括各种各样的分娩镇痛），分娩中心是个很有吸引力的地方。也是那些既不想在医院，又不想在家里分娩的产妇的最佳去处。

有些医院带有近乎家庭式的分娩中心，或附属于医院，或坐落在医院里。分娩中心自成一体，并不属于医院的产房，通常在这些分娩中心没有硬膜外镇痛。这种模式也许正合你的胃口。这类中心和上面提到的那些完全独立的分娩中心对分娩的处理措施有所不同，医务人员和临床方法更趋于医院化，可以理解为是介于医院和分娩中心之间的一种。

如果你选择了分娩中心，助产师会是你主要接触的医务人员。即使是助产师、产科医生一起工作的分娩中心，除非特殊情况，你也是见不到医生的。去分娩中心分娩的前提是你的身体必须健康，属于低风险分娩的那种。你的产前检查、分娩以及产后护理也都在分娩中心完成。

分娩中心的一个主要特点是气氛家庭化，但是医疗技术和人员配备不能和医院比，分娩过程中万一出现紧急情况，会直接转送附近医院。

大约有15%的分娩中心的产妇最终转到医院，有2%是出现了生命危险，其余的13%是产程延长或者产妇转而要求硬膜外镇痛[5]。

分娩中心提供一个轻松、个体化、家庭化的和谐气氛，有各种非药物镇痛办法。但不提供硬膜外镇痛或局部麻醉，也没有剖宫产。调查表明，分娩中心大概有4%的产妇最后剖宫产了。

分娩中心产妇的满意度是多少呢?

大约有98%的产妇表示满意，以后还会做同样的选择，或会将分娩中心推荐给自己的亲戚朋友[6]。

你应该怎样选择？

在医院生孩子的优点

☺ 和家里大不相同的是，医院有各种医疗设备和医务人员来处理你生孩子过程中随时可能出现的紧急情况；

☺ 能监护和处理高危或并发一些其他疾病的产妇；

☺ 各类医务人员能满足你和你小宝贝的各种医疗要求；

☺ 大医院有专门的围生期医生，会针对你围生期中出现的不正常情况进行相应的处理，如果你是高危产妇，他们会参与你的围生期保健；

☺ 很多医院有专门负责为健康状况不佳或需要密切监测的新生儿护理的人员；

☺ 大部分医院都有集产前、分娩、产后恢复、产后护理为一体的产房，你在小宝贝出生之前不用太多的搬动，更利于产前的养精蓄锐；

☺ 很多医院有全方位的镇痛方案供你选择。

在医院生孩子的缺点

☹ 没有家庭的温馨。你可能在一个房间里待产，但由于某些紧急情况，转移到另一个地方生产；

☹ 医院可能会限制陪在产房里的亲属人数；

☹ 你的饮食会受到一定的限制；

☹ 待产中，日常活动会因为输液或监护而受到限制。当然，你可以选择不到万不得已不输液、不监护。

在分娩中心生孩子的优点

☺ 有家庭般温馨的环境，没有硬膜外镇痛的选择，对于决定不使用药物镇痛的产妇来说可以认为是个优点；

☺ 你在一个隐私的、家庭般的产房中生孩子，约束少，也不会有医院里的那种整天被一大堆陌生人围着的感受；

☺ 分娩镇痛都是非药物性的，例如，改变体位、按摩、水疗以及自始至终的分娩关怀（见第六章）。医务人员精于其业，有各种辅助分娩的设备（包括盆浴、淋浴、产球、香疗、音乐）；

☺ 不会用缩宫素（催产素）、输液或胎心监护，助产师必要时通过触诊和手提式多普勒仪对你的宫缩以及你小宝宝的心跳进行检查；

☺ 助产师全权负责你的生产过程。

在分娩中心生孩子的缺点

☹ 正如在家一样，你是没有可能得到硬膜外镇痛的。当然，你中途改变主意或实际情况出乎你的预料，转而需要硬膜外镇痛时，可以要求转送到医院；

☹ 如果非药物镇痛措施效果不理想，你几乎没有可能得到药物镇痛；

☹ 万一你或你胎儿出现意外，必须转送医院；

☹ 一般情况下，你生完小孩得马上回家，没有足够的时间恢复精力。当然，各中心的政策会有所不同；

☹ 虽然有的中心配备产科医生，但不是24小时在岗的，有时遇上非紧急的并发症，都得转送医院。

他们是谁？

1 500名美国新妈妈调查结果显示，29%表示从来没有或很少见到她们的产科主治医生[7]。

在你决定去哪里生孩子的那一刻，就已经决定了会有哪些医务人员来为你服务。从入院进门直到出院回家，各类机构之间会有所不同，下面列出的，有的会在医院里见到，有的只有去了分娩中心才能遇上。

不同的地方，你和你家属所能遇到的医务人员会有些区别。比如说，城市里的大医院，医务人员更多的是专业分工很细，一种专业人员可能只处理你住院期间的某个治疗细节，有些专业人员在小医院里就根本没有。当然，在小医院里，你也可能碰上那些大医院里不容易见到的医务人员。

以下是你在待产、生产和产后某一个环节中会接触到的医务人员，你是否会遇到他们取决于你决定在哪里分娩。

你的产科医生

医院：有；分娩中心：有时有。

产科医生是接受过专门训练，负责诊治正常及高危妊娠分娩和女性健康保健的医生，拥有临床医师执照，多数还有专业妇产科医生证书。产科医生通常在医院上班，有时也会去分娩中心工作，美国出生的大部分婴儿是由产科医生接生的。

通常产科医生除了去医院帮你生孩子外，还负责你怀孕期间的产前检查。产前检查中，你还可能遇到其他一些和产科医生一起工作的医务人员，比如，护士、助产师或专职宣教人员。

在所有为你服务的医务人员中，产科医生可能和你在一起的时间最少，你可能会有些意外，但这是非常正常的情况。事实上，为你分娩的产科医生极有可能不是负责你平时产前检查的那位医生，当然，你分娩的时候正好赶上你的产科医生当班，那是你的幸运。

产科护士

医院：有；分娩中心：偶尔有。

分娩护士（或产科护士）是持有学士或硕士学位的注册护士，专修待产、分娩、产后的产妇和新生儿护理。

产科护士是你生孩子过程中的重要人物，也常是你进入产房后首先遇到的，是你的得力助手。建立感情融洽、相互信任和畅通无阻的医患沟通是她们的工作宗旨[8]。她们的工作态度和质量直接关系到你整个生孩子过程的满意程度[9]。

产科护士是你接触最多的医务人员，为你的待产（临产）、生产以及产后提供各种帮助和医疗保障。包括你和家属入住产房、监测你和你宝宝的生命体征、定期子宫颈口检查、记录产程进展、床前护理确保你的舒适、管理你的输液用药以及全程关注你的疼痛程度、镇痛需要和给予或寻求你的镇痛帮助。

产科护士是产科医生和麻醉医生的传话筒，时时刻刻让你的产科和麻醉医生了解你的身体状况、产程进展和舒适程度。分娩中，无论你有没有助产师或导乐，她们一如既往地扮演着重要的角色，自始至终陪伴在你的身边。

在生产期间，她们还担负着你产前教育的角色。要是你是初产妇，她们常常告诉你你自己想都没想到的问题。当然，她们也会随时详细解释生孩子过程中你和你小宝贝的各项变化，教会你如何做好产后护理，如何母乳或人工喂养以及清洁照顾你的小宝宝。从裹襁褓到脐带护理，产科护士向你传授各种有关的知识和技能，直到你出院为止。

麻醉医生

医院：有；分娩中心：无。

麻醉医生是经过麻醉学理论和技能专门训练的临床医生。麻醉医生关心你和你小宝贝的健康。比较大的医院，有专门的产科麻醉医生，他们与产科医生、助产师及产科护士密切合作，关注和缓解你的产痛。

你也许不知道麻醉医生也参与在你生孩子的医疗事务之中。当需要硬膜外镇痛来缓解产痛的时候，他们会出现在你的产床边，简短了解一下病史和产痛程度。通常让你用0～10的数字来描述疼痛程度。

随后，麻醉医生与你的产科医生和产科护士一起讨论镇痛方案（详见第四章），产科护士会协助麻醉医生在你的背部放置硬膜外导管及给药镇痛。随后，产科护士、助产师（如果你有的话——详情见本章后面——译者注）和麻醉医生，观察产痛和调节药物剂量等。

每家医院的麻醉医生配备不尽相同。即使在同一家医院，产房里的麻醉医生能否帮助你的分娩镇痛，也需取决于每天的不同时段、产科的忙碌程度以及当班麻醉医生的人数。一般来说，小医院不能保证一天24小时包括周日周末每时每刻都有麻醉医生在岗。了解医院的麻醉医生的人员配备情况对你十分重要，如果你刚好在半夜去医院生孩子，而麻醉医生可能到凌晨才能来医院，你的分娩镇痛计划就得延误。

在大医院较忙碌的产房，麻醉医生一般都是24小时轮班倒。虽然这不能完全保证不延误你的分娩镇痛，但延误的时间和可能性大大减少。

麻醉护士

麻醉护士是指持有官方认可机构颁发的麻醉护理硕士学位的注册护士。他（她们）与产科医生、助产师以及产科护士一起协作，观察和处理你的产痛。

某些医院，你的分娩镇痛是由麻醉护士单独或协同麻醉医生提供的。麻醉护士全称持证注册麻醉护士，经过了麻醉学方面的专门训练。美国大概有2/3的乡村医院是由他们提供麻醉服务的。

助产师

医院：偶尔有；分娩中心：有。

美国有将近10%的新生儿是助产师接生的。助产师同时具有护理学士和助产师护理硕士学位，并且通过了助产师资格考试取得证书。

助产师的服务人群是低危平产孕妇。虽然她们经过现代医学的专业培训，也有护理专业背景，但她们主要提供非药物性的一系列缓解产痛的方式来助产。助产师大多在分娩中心工作，也有部分在医院，或提供家庭分娩服务。有些医院同时有助产师和产科医生，两者共同合作致力于产科分娩（他们的关系有些类似中国的产科医生和助产士——译者注）。

助产师的主要工作是提供你精神上的支持，进行产科知识的普及以及产前、产中、产后的护理。助产师担当很多产科医生的工作。她们参与开处方、接生、缝合伤口。她们不做剖宫产，但在必要时，为难产的产妇推荐产科医生，同时自己继续为这些产妇完成其他有关的产后临床工作。（美国助产师负责产前检查、平产分娩和产后随访，但不具体负责待产过程中的观察和护理，而由产科护士承担这部分工作——译者注）。

专职助产士

医院：很少；分娩中心：有。

专职助产士是达到了北美注册助产士标准的助产士，但没有护理学学位。专职助产士通常在分娩中心工作或提供上门服务，很少在医院就职。

家庭医生

医院：有；分娩中心：有。

一些地区，特别是边缘乡村，为产妇接生的更多是家庭医生而不是产科医生。家庭医生擅长家庭医疗，他们不仅仅是为产妇服务，还负责整个家庭的健康。

在一些乡村地区，产科医生不多，产前检查以及接生主要由家庭医生担当。

导乐

医院：有；分娩中心: 有。

导乐是经过专业培训，协助待产接生的分娩助理。要成为美国导乐至少要有28小时协助接生训练，阅读过规定数量和内容的专业书籍，参加过3次有医生，护士或助产师以及产妇评定的接生实践，才能获得证书。在过去10年里，越来越多的导乐参与接生，已有医院为产妇按需配备导乐。

导乐的主要责任就是在生孩子过程中给你和你的家属提供心理上、体力上和信息上的全程分娩关怀。如北美导乐机构创始人之一的彭妮·西姆金所说的，导乐的责任就是让产妇达到自己所需要的安全满意的分娩经历。

进产房之前，你可能不会清楚哪位是你的护士甚至哪位是你的接生医生，但你和导乐之间已经有了足够的了解。通常，在你预产期之前，导乐已经与你和你的家属有过多次的沟通，讨论过有关你的生产和你分娩镇痛的选择。导乐可能已经帮你制定了分娩方案，提供给了相关的资料，并约定一旦产程开始，就和你在医院、分娩中心、或家中会合。你是导乐的唯一产妇，不像产科护士还得照看其他产妇，她会一直陪在你的身边。她和陪伴你的家属也不一样，她见过多种接生，不会因为某些情况不知所措。她能够始终支持和满足你生孩子过程中的需求，教你如何保持沉着冷静，给你下一步预示，提供各种帮助。

有些人会误以为导乐只适合那些不愿接受药物镇痛的产妇。的确，有一些导乐只参与无药物镇痛的分娩，但大多数接受你的意愿，你选择了分娩镇痛，你和你的家属还是能从她们的鼓励、安慰和体力上的帮助中受益。

尽管有些导乐从前是护士，但大多数导乐不是医务人员，没有经过医学的专门训练，不能为你提供医学上的建议和支持，更不会接生。

导乐也不能代替你的家属，事实上，她们是同时为你和你家属提供帮助的。漫长的分娩过程中，因为有了导乐，家属得以适当的休息。她们可以指导家属如何给予你精神上和体力上的支持；也能提醒你产前学过的那些呼吸和放松技巧，必要时辅以按摩，尽可能减轻你的痛苦；并且会指导你生产时以最佳体位和协调动作进行配合以使生产过程尽可能地舒适。

第二章

生孩子到底有多疼?

最近和一对朋友夫妇在餐桌上聊天，从头到尾分享了他们在一家著名的教学医院生第一个女儿的故事。特蕾西和她老公约翰办完住院手续后，跟着护士顺着走廊走向他们的单间产房（美国大多数产房是单间，允许家属进入太太产房——译注）。忽然，一位产妇的惨叫声从一个门缝里传了出来，特蕾西吓了一跳，顿时变得紧张起来，停下来问护士：“我到时会不会也像她那么疼？”护士带着职业的官腔回答道：“每个人的产痛都是不一样的。”接着，护士利索地帮他们在自己的房间里安顿舒服。约翰说，6小时以后，他老婆房间里发出的声音比先前他们在走廊里听到的大得多。顿时，我们都会心地大笑起来，大家早就料到会是这个结果。

生孩子很疼已经不是秘密，你不应该在进产房前还被蒙在鼓里。通过历史故事、医学书籍、前辈的叙述以及个人的经历，你应该对产痛有个思想准备和全盘考虑。

读了这一章，你会了解到：

- ✓ 有个产前的期望值为什么那么重要；
- ✓ 产妇到底是怎么描述产痛的；
- ✓ 产妇是如何区别生孩子中的疼痛和痛苦的；
- ✓ 决定你产痛程度的主要因素有哪些；
- ✓ 医生、护士、助产师、宣教人员、助产士是怎么描述产痛的，他们会怎么建议你有个称心满意的分娩？

生孩子到底有多疼？

美国妇产科学院是这样看待产痛的：“分娩造成了大多数产妇剧烈的疼痛，在我们医生的眼皮底下让产妇经历如此剧烈的疼痛而不给予已经被证实是安全有效的镇痛治疗是不人道的。在没有禁忌证的情况下，妈妈们要求减轻分娩中的疼痛本身就是一个强烈的临床指征。无论什么时候，只要有临床指征，就应该提供减轻疼痛的措施。[1]”

大多数妇女都把生孩子看作自己一生中的一个生理极限

的最强有力的挑战。至今，医学上，产痛在世界范围还没有一个确切的，或者说放之四海而皆准的定义。在实际分娩过程中，产痛的程度以及持续时间受到很多因素的影响。

你知道吗

“一些面向孕妇的畅销书往往低估了实际分娩过程中的产痛，而更可能夸大了产前对缓解产痛准备的有效性。”

——孕妇心理健康专家玛西·洛贝博士

（美国纽约州立大学石溪分校心理学副教授兼石溪孕妇心理研究室主任）

美国和英国两家著名的、与分娩相关的杂志最近各举办了一项调查，让读者从自己的分娩经历中描述她们的感受。调查对象是新近生完小孩的妇女。两项调查都发现：绝大多数的妇女对分娩过程中所经历的剧烈疼痛都没有做好思想准备。许多参与调查的妈妈不满医务人员和产前宣教人员对生孩子这个其实是一生中最大的生理和心理挑战的事实过于轻描淡写。《美国新生儿》杂志的调查中，绝大部分妈妈的回答是：“生孩子实在太疼了”[2]。

如果真的想让你摆脱对生孩子的害怕，就不应该把这件事描写得朦朦胧胧。无论你是初产妇还是经产妇，进产房前，对将发生什么情况应该是清清楚楚的。要是有人想一句带过产痛程度和持续时间的话，你就会步入误区。如果你不能逼真地想象出生孩子有多疼，你也就是还没有做好充分的思想准备。在这种前提下，一旦真正经历这一过程的时候，你就会感到产痛是如此的让人难熬，仿佛天崩地裂，你会失去理智，你会对事先为分娩启动后准备好的一揽子缓解疼痛的方式方法失去头绪、不知所措。

一些说教式的忠告虽然说明些问题，但也会掩盖了一些产程中的实际要遇到的真相，让你觉得产妇对生孩子的恐惧有些大惊小怪、不应该当回事。最常听到的“那种痛是很舒服的疼痛”、“那种痛很值得”、“你会忘掉那种痛的”之类的话，这些话非但不针对你所关注的焦点，反而贬低了解决即将面临的巨大心理压力的重要性。

不是每个产妇在经历了这一马拉松式分娩后都会回过头来给这种疼痛戴上一个美其名曰“美妙疼痛”的光环，还把它看作生孩子过程中幸福的一部分。只是当她们把自己的宝宝抱在怀里、依偎在一起的那一刻，大多数产妇才会觉得所受的痛苦是值得的。然而，这一结论仅仅说明疼痛是分娩过程中的一个必要环节，对那些正想方设法避免产痛的妈妈们来说，它减少恐惧焦虑的作用是微乎其微的。

对一个正为将要临产而发愁的孕妇说“你会很快忘了那种疼痛”是很伤人的也是不对的。这正是她们需要同情和安慰的时候，这种不说也罢的说法什么都没有触及。除非用一个有遗忘作用的药物把你的这段经历忘掉，否则你要想把这段生孩子的经历从记忆中抹去几乎是不可能的。事实上，研究表明，妈妈妈们关于她们分娩的精确记忆常常能持续数十年乃至一生[3]。

生孩子的过程

医学上把分娩划分为三个阶段，各个阶段所占用的时间因人而异。大多数孕妇会在第一阶段开始时或羊水破了后到当地的医院或分娩中心。你和你的产科医生或助产师（士）需要讨论一下你去医院的最佳时间。

你知道吗

产程刚启动时，要是感觉不舒服的话，你在家可以用很多方法来缓解疼痛，散步、热水淋浴、老公按摩或通过自己喜欢的运动来放松。

第一阶段的产程，也称第一产程（又称临产或待产——译注），通常是从有规则的子宫收缩到子宫颈口完全张大到10厘米。这段产程几乎总是所有产程中最长的，持续数小时至18个小时不等。第一产程本身又划分为两个时期：潜伏期和活跃期。潜伏期通常是指子宫颈口开始扩张到接近3或4厘米左右，相对活跃期，本期的特点是宫口的扩大速度十分缓慢；活跃期，顾名思义，就是宫颈口扩张迅速，从3或4厘米开全至10厘米。此后并不是马上就进入第二阶段，而有个过渡期，子宫收缩频率加快，收缩力度也加大，如果没有采取有效的镇痛措施，此时的疼痛会非常剧烈。过渡期会持续数分钟到数小时不等。一些产妇会浑身发抖、寒战样哆嗦、恶心、呕吐等，大多数产妇会感觉身不由己、失去控制、疲惫不堪，尤其是那些选择不用任何镇痛药物的。良好的分娩辅助措施在这一时期显得尤为重要。

第二阶段从宫口直径开大至10厘米到胎儿产出，也称第二产程（又称生产、屏气、用力阶段——译注）。为了让胎儿从产道娩出，这一阶段产妇的宫缩变得更为频繁活跃，持续几分钟至数小时不等，经产妇的时间会短些。一些产妇在这一阶段快要结束的时候，疼痛随胎儿娩出缓解，另一些人则说疼痛随胎儿在产道下降中产生的压力和产道的扩展变本加厉。由此可见，胎儿在产道中下降的感受因人而异，当然还受所选的镇痛方法的影响。

第三个阶段是从胎儿娩出到胎盘娩出。这通常是整个分娩过程中时间最短的一段，常持续不到10分钟，也有个别人可能会有30分钟。对大多数产妇而言，在这最后阶段意味着疼痛和种种不适的结束。那些没有采取镇痛措施的产妇尤其如此。胎盘的产出一般不需要花太大的劲，也不会太疼。

产痛到底是怎么回事？感觉到底是怎么样的？

迄今为止,没人能确切地回答这些问题。事实上，医学界、科学界、宗教界为此争论了数千年。产痛是一种很独特的疼痛，和外伤或疾病造成的疼痛不一样，是人类本身最正常最普通不过的繁育后代过程中产生的。但它并不是子宫收缩胎儿娩出那么简单。人类所经历的包括产痛在内的各种疼痛，都受到诸多因素的影响，譬如年龄、生活阅历、文化底蕴、性别以及既往外伤或疼痛史等等；产痛和其他类型的疼痛明显不同，有它的时间局限性和特征性的启动、持续、终止；它也不是毫无征兆的一下子剧痛，通常由轻、中度疼痛开始，持续几个小时，逐渐过渡到剧烈难忍。

产痛源于宫缩，它不只限于下腹部，会放射至腰骶部、盆腔及大腿根部；常常是隐隐的痉挛疼痛，随宫缩的力度加大而逐渐加剧；子宫收缩常会有一个短暂的停顿，让你稍微休整一下为下一次做准备。第一次当妈妈的，在产程初期就会感到剧痛难忍，而经产妇则更多在第一产程快结束的时候和第二产程有这种感觉。经产妇的这种情况是因为胎儿在该阶段产道内下降速度比初产妇的要快[4]。

随着产程的进展，产妇开始屏气用力，胎儿从产道下降，阴道壁扩展，推送到会阴区（阴道和直肠之间的区域）。这时，不光医务人员会提醒，产妇自己也会有急着要“解大便”的感觉，而用力“推挤”胎儿。这时，很多产妇说自己感受到一种强烈的撕裂样刺痛，胎儿下降使这种感觉变得像火山爆发似的。当然，不是每一个产妇都会有同样的感受，选择药物阻滞感觉神经的或者硬膜外镇痛的,在胎儿娩出的瞬间是感受不到这种痛苦的。一些产妇需要修补胎儿娩出造成的阴道撕裂或会阴侧切，就会有额外的疼痛。用了局部麻醉或者硬膜外镇痛的，就可以免除这种缝合修复时的皮肉之苦。

什么是腰痛性分娩？这更疼吗？

经常会听到产妇生孩子腰痛的事，她们的产痛主要在腰骶部而不是在腹部，俗称腰痛性分娩。通常情况下，这是胎儿枕后位（医学上用胎儿枕部来定胎位——译注）所致，也就是说胎儿是面向母体前方，而不是正常的枕前位，面向母体的尾骨。

和通常的产痛不一样，腰痛性分娩有一种持续性的压迫痛，宫缩之间不缓解，也就是说产妇没有喘口气的机会。有的产妇只有腰痛，有的是腰痛并带点轻微的腹痛。常规的一些针对腹痛分娩镇痛方法同样可用来减缓腰痛。此外，改变体位、膝胸卧位和腰部的按摩、冷敷或热敷也都可能会有帮助。

生孩子是如何启动的？

也许和你听说过的相反，据我们所知，产程并不是因为你去了墨西哥餐厅吃辣了（有美国人认为吃了辣的食品能启动产程——译注），也不是一大块比萨饼吃撑后启动的。事实上，到底是怎么诱发产程的，谁也不知道。至今为止，生孩子整个还是个复杂而理不清头绪的过程，子宫的变化和由母亲或胎儿引起的荷尔蒙变化可能在这中间扮演了重要的角色。最新的理论认为，这时，胎儿自身（我已经准备好了），孕妇（我已经做好准备放下这名“乘客”了）和胎盘（我已经完成了我的工作）分别发出不同的信号，这些信号可以是新陈代谢产物，也可以是激素之类的东西，还可以是“事先编好的程序”的运作，可能是这三者在某种程度上的结合。为什么一些孕妇会早产（胎儿出生早于37周）让这一问题变得更加复杂，很可能，早产和足月产的促动因素是不同的[5]。

疼痛的衡量尺度

你知道吗

只有1%的产妇感觉生小孩不痛[6]。

有研究专门针对产妇分娩过程中的疼痛程度，尽可能为这类疼痛下个精确的定义，从而有个相对客观的衡量标准以提高缓解疼痛手段的有效性，更好地指导孕妇的产前准备。

目前应用最广泛的测量方法是麦-吉疼痛问卷法，包括美国在内的大多数国家都采用这个方法来描述产痛的性质和剧烈程度。该问卷使用医生和病人描述疼痛的常用术语。

麦-吉疼痛问卷法是对正在待产和生产过程中的产妇提问，

产妇如同做“多选题”一样，从大声朗读的有关疼痛描述性文字中，选择最能描述她们当时疼痛感觉的词语。通常从生孩子一开始到胎儿产出，贯穿整个过程。一些研究还要求产妇在分娩后24～48小时再用同样的办法描述她们当时感觉到的疼痛。

以下是应用麦–吉疼痛问卷法在几个研究报道的不同产痛程度的综合比率[7]。

产痛程度	初产妇（%）	经产妇（%）
轻,中度	9	24
重度	30	30
极重度	38	35
难以忍受的剧痛	23	11

从麦–吉疼痛问卷法所得到的结果，我们可以看到，大多数产痛是剧烈的。继续往下读，你就会知道如何控制、减轻甚至消除这些疼痛。

分娩过程中产妇的感受如何？

你刚刚看到产妇在生孩子过程中的肉体感觉，更令你吃惊的可能是她们的精神感受。最近有一项由产妇中心协会举办的称为“倾听母亲”的全美国范围调查，参加这项调查的有1 500多名24个月内生了小孩的母亲，这是迄今为止美国第一次如此大规模详细地收集产妇的分娩经历[8]。这一调查结果表明，产妇经历了相当不同的有时甚至是截然相反的情感过程。参与调查的妈妈们要求在随机排列着积极和消极词语（如下所列）中，挑选出最能表达她们在分娩过程中感受的词语。

积极的 *清醒的、有能力的、自信的、冷静的、勇敢的、坚强的*

消极的 *崩溃的、虚弱的、恐惧的、冲动的、无头绪的、无助的*

结果表明大多数妇女在分娩过程中经历了复杂的情感变化。值得欣慰的是大多数选择的是一些正面积极的词语，*清醒的*（82%）、*有能力的*（77%）、*自信的*（65%）、*冷静的*（63%），有一部分选择了*勇敢的*（44%）、*坚强的*（34%）。

与此同时，很多人也选择了负面消极的词语，*崩溃的*（48%）、*虚弱的*（41%）、*恐惧的*（39%）、*无助的*（25%）。有些妈妈用了不寻常的词语组合来描述她们的感受，如，*自信又崩溃的*（24%）、*冷静又冲动的*（15%）、*清醒又无头绪的*（14%）、*坚强又倍感虚弱的*（7%）。同时也发现，经产妇比初产妇更多地选用了一些正面的词语来描述她们的感受。

每个产妇都有相对独特的分娩经历，这些描述也带有生孩子方面的情感成分。分娩过程通常是各种复杂的感受交织在一起，不难理解为什么会在同一时间有多种不同的感受。比如：我们不难理解为什么面对自己分娩能力充满自信的产妇又会在实际过程感到崩溃的。没有分娩镇痛的完全自然生孩子造成产妇高度的精神紧张和极度体力消耗，也促成了错综复杂的情感并存。

疼痛和痛苦有区别吗？

绝大部分产妇都希望能减轻疼痛，不想区分疼痛和痛苦之间的不同。大多数产妇认为疼痛本身就是痛苦的。然而，一些产妇相信，生孩子的疼痛感觉和生孩子的痛苦感受之间是有实际意义上的差别，她们对经历产痛并不反对。会不会有产痛而又不痛苦呢？这一问题是没有“标准”答案的，因为问题本身就十分复杂，很大程度上取决于产妇各自不同的人生观和价值观。

为什么一些产妇能坦然接受产痛呢？

一些不打算用分娩镇痛的产妇（特别是那些有能力战胜产痛挑战的）相信产痛本身在她们整个生孩子满足感中起到重要的作用。

推崇这种哲学的人认为，充分的产前准备，加上十分有力的分娩关怀和感觉舒适的生产环境，不采用现代镇痛手段，产妇会给她们自己带来正面的和奖偿性的生育经历。

选择这类方式分娩的产妇，常常在不用药物镇痛或医疗干预下完成生产后，大谈她们从中感受到的正面回报、自我控制和精神满足。你会在第六章和第十章读到她们的一些故事和看法。

选择吗啡类药物或硬膜外镇痛的产妇大多数不认同产痛会在自己生孩子经历中增加什么价值。事实上，很多产妇认为恰是产痛本身减少了生孩子过程中想要得到的快乐和满足感，一旦疼痛缓解了，她们才能真正享受到生孩子带来的快乐和满足。

尽管一些产妇无论在心理上还是在身体上都为生孩子做好了充分的准备，对自己的能力也信心十足，又有着绝佳的外界支持和舒适的环境，却还是因为分娩会带来疼痛的折磨而非常希望能够无痛分娩。这些产妇并没有把不用镇痛的分娩看作自己所需要的或必须面对的挑战，而是更愿意为无痛分娩不惜承受些风险、不良反应和一切必要的干预手段。你会在第四章和第十章读到她们生孩子的故事和体会。

影响产痛的常见因素

你知道吗

“在一项影响产痛因素的研究中发现，包括害怕疼痛、自信心、对生小孩结果的顾虑、宫缩的频度、痛经及胎儿大小在内的诸多因素中，一致认为自信心是影响第一产程疼痛的最重要因素。”

——注册助产师南希·罗易，哲学博士[9]

影响产痛的因素是错综复杂的。产妇的分娩经历各不相同，即便是同一个产妇的不同产次的经历也会是不同的。一般认为，影响产痛的因素来自于一个包括身体、情感、文化以及心理等诸多方面对分娩反应的集合体。这里我们列出了一些最常见的因素，有些是可以控制的，有些则是你无法左右的。

1. 自信心 产妇能战胜产痛的信心已经显示能减轻第一产程开始阶段（宫口小于3厘米）的疼痛，但对活跃期（4～7厘米）疼痛没有效果[10]。自信心影响了产妇对生孩子的观念是否积极。那些相信自己有能力战胜产痛的产妇往往对生孩子经历的感受是积极的。坚信医务人员会满足她们的镇痛要求也是整个生孩子过程中的一个重要因素。

2. 生产环境 一个适合你整个分娩计划和满足你生孩子的期望（包括对镇痛方式方法的要求）的分娩环境，可以直接决定你分娩中的疼痛程度。如果你希望用硬膜外镇痛，就应该选择一家能够24小时提供麻醉服务的医院分娩；而希望使用一些简单的非药物方法（如：产球〔瑜伽球〕、水浴、按摩等）镇痛的，就应选择提供此类服务的医院产房或者有更多选择余地的分娩中心。

3. 初产还是经产 你经历过的分娩次数会影响产痛的程度。第一次当妈妈的在三个分娩阶段中的产痛都比想象的严重，而经产妇则普遍认为第一产程的疼痛比预期的轻，但第二产程的疼痛则相反，比她们预期的严重[11]。有人认为，经产妇的分娩后期的疼痛加剧主要由于经历过分娩的肌肉变得有“经验”地适应生产过程，使胎儿下降速度变快，进而加剧产痛。

4. 难产 难产就是在宫缩的同时子宫颈停止扩张，胎儿停止在产道内下降。换句话说，难产时，母亲仍有正常的宫缩但宫颈却不能正常地扩张，产程停滞。难产是美国剖宫产的最常见原因[12]。难产常常会伴随更为剧烈的产痛。

5. 家人和朋友的支持 你的家人、配偶、闺中密友、导乐、助产师（士）在分娩中一如既往的鼓励和支持在很大程度上影响你怎样面对疼痛。实际上，家人和朋友在分娩过程中的支持作用可能并不能减轻你的疼痛，但这些祈祷、鼓励和情感上的支持能帮助你更积极地看待生孩子的经历。

6. 痛经史 一些研究提示，产痛的程度与既往的剧烈痛经史有关[13]，严重痛经妇女血液中会分泌更多的致痛物质如前列腺素。不管是在经期还是在产程，前列腺素会引起强烈的子宫收缩，造成剧烈的经痛或产痛。

7. 缩宫素 缩宫素是一种加速产妇分娩速度的药物，可以增加子宫收缩的频率和强度，常常加剧产痛。已经注意到，用缩宫素产妇的硬膜外镇痛用药量增加，虽然没有见到缩宫素开始使用和硬膜外镇痛应用的先后次序方面的研究，但缩宫素本身导致产痛加剧和产妇对硬膜外镇痛需求的增加是有据可查的[14]。

8. 胎儿大小 通常把在母体内估计体重在4千克以上的胎儿称为巨大儿。巨大儿在产道下降过程中给母亲造成的困难会更大。一般认为胎儿大小和母亲产道的匹配程度直接影响了产痛的程度。一个大胎儿配上一个足够大小的母体产道，产妇的疼痛或不适可能增加不了多少；相反，一个体型娇小的母亲要生出一个大胎儿，她会阴部所要承受的压力就会大得多。

9. 产妇的体位 产妇在分娩过程中应该采取怎样的姿势体位曾经是一个颇有争议的话题。美国产妇通常是平卧位待产和生产的，而不是坐位或蹲位的，这种平卧位分娩更多是方便了医生，而不是出于加快产程或增加产妇舒适度的。

研究显示，待产初期采用坐位或站位的产妇的产痛比平卧位来得轻[15]。当然，也不排除能坐能站产妇的产痛程度本身就轻，而那些产痛严重的根本就不能起来走动。一般来说，产妇都会发现某些姿势能让她们或多或少地感觉舒服些，在整个产程中每个产妇都应该选择她们自己最舒服的体位分娩。

10. 胎儿面部朝上 很多产妇分娩过程中感觉到腰痛，这通常是由于胎儿的枕后位引起的。这时的胎儿脸部朝向母亲的腹侧，而不是通常所见的面向尾骨。当然，很多胎位正常的产妇也会有腰痛的。

11. 医务人员对你产痛的反应 医务人员可以用多种途径来帮助你缓解产痛。要是医务人员对你的镇痛有求必应、周到及时，你的产痛就有可能减轻。她（他）们能够有效地与你配合，采用你所喜欢的方式方法缓解产痛，你的产痛就会减轻。即使你选择了使用药物或硬膜外镇痛，在等待过程中，你还是能感受到这些努力对产痛轻重的影响。相反，如果她（他）们不能很好地理解你所感受到的产痛程度，镇痛可能就不会恰当及时了（详细请见第十一章）。

12. 文化习俗 产痛的感受和表达受产妇的文化背景和社会期待的影响。不同种族、不同文化背景的妇女在生孩子过程中的疼痛程度是没有什么差别的[16]，但不同文化背景的产妇对产痛的反应就大相径庭了。每种文化都是通过定义“产妇应该如何表达自己的产痛才算得体”来左右这一反应的，有的要求产妇生孩子时必须保持安静，不应有任何要求；有的则鼓励产妇尽量及时地表述自己的疼痛。

文化习俗和缓解产痛的相关性延伸出来的一个有趣话题是，医务人员本身的文化背景也影响他们对产妇疼痛的态度。研究表明，医患间的文化背景差异越大，医务人员就越不能准确地确定病人的疼痛程度[17]。

13. 产前教育 产前教育能否最终通过放松、深呼吸、集中注意力等方法来帮助产妇减轻产痛方面的研究结果不一。成功有效的产前教育取决于多种因素，包括授课者的讲课效果、授课内容的实用性、孕妇如何看待产前教育的切入方式和传授的技巧。

研究提示，产前教育对于减轻产痛的作用甚微，大部分参加了这些产前教育的产妇如果在产程中不采用有效的镇痛药物或方法还是会遭受难以忍受的剧痛[18]。尽管参与产前课程和减轻产痛间没有直接联系，这些产前教育还是有其自身的价值，你能从中学到整个的分娩过程，了解并理解医院（或分娩中心）一些医疗常规和相关的规章制度，以保证它们符合你的要求及生孩子的哲学。

你准备好了吗？专业人士的解答与忠告

很多和我们交谈过的医生和护士说，大部分产妇对产痛是没有做好思想准备的。虽然没有统一的解释，但我们发现和产妇打交道的专业医务人员有惊人一致的共识：在进产房前产妇需要更确切地了解有关分娩的知识。我们让医生、助产师、产科护士、分娩教育工作者、导乐回答以下问题，然后请他们逐一为准产妇的分娩准备进言：

- 你认为产妇已经为生孩子的产痛做好准备了吗？
- 你的依据是什么？
- 你是如何跟初产妇描述产痛的？
- 为帮助孕妇做好分娩准备，你有什么建议？

助产师和产科护士的回答

德克萨斯州帕克兰纪念医院产房副主任：黛比·皮肯斯护士

“没有，产妇对分娩的剧烈疼痛没有思想准备，即便是经产妇，在产程启动产痛来临前也通常忘记了上次产痛是怎么个程度。很多人都高估自己对疼痛的耐受能力，低估了分娩疼痛。

“这是你从来没有经历过的疼痛。宫缩时，你会感觉到痉挛性的绞痛，随着产程的进展，这种感觉逐渐加剧，在胎膜破裂后疼痛会变本加厉、忍无可忍。”

♀给母亲的进言

皮肯斯女士会在产程初期疼痛不是很剧烈的时候提醒产妇可以选择的镇痛措施，计划在先。待产过程中，她会常常告诫产妇：“你可以随时随刻改变主意，要求镇痛。”

马萨诸塞州纽伯里波特市安娜·雅克医院：丽莎·沃尔什助产师

“我要说大部分产妇对产痛是没有准备的。的确有些年轻产妇的产程短、分娩顺利，她们会很快下床走动，开始讨论生第二个小孩。我在想那是不是提醒我们都应该像是200年前一样在二十来岁要小孩。我常常会为产妇能直截了当地表达她们应该如何面对产痛而感到心理上的宽慰，让她们知道产痛很剧烈才是正确的，而不是告诉她们产痛是没有什么了不起的。”

沃尔什女士说她没有跟孕妇描述过生孩子的疼痛，“首先，作为助产师的我从没有生过孩子，不知道产痛是什么感觉。不然的话，我会觉得在欺骗她们。如果是非说不可的话，我会说这种痛苦犹如下地狱，但这又会吓着那些产妇的！”

♀给母亲的进言

“通常我会鼓励孕妇要保持开放心态，听得进别人的建议、不要死脑筋，不要过早、随意地‘宣誓’自己要什么、不要什么或自己会如何如何对付产痛。我希望孕妇能够参加产前教育，了解什么是正常分娩。在懂得基本的、自然的产程情况下，她们的恐惧感就可能减少，疼痛也会相对减轻。”

伊利诺伊州芝加哥市拉什·长老·圣卢克医学中心产房主任、产科护士：马西娅·帕特森女士

有着三十多年产科经历的帕特森女士告诉我们：“年轻的产妇一般没有太多的思想准备，她们倾向选择硬膜外分娩镇痛，常常指望生孩子没有一点痛苦，认为只有硬膜外镇痛是镇痛唯一选择，对其他镇痛方式没有信心、不屑一顾，当然也就得不到医务人员对尝试那些方法的鼓励和支持。”

她会通过提问来描述产痛，“你有过严重的痛经吗？产痛就是这样的。开始是断断续续的，随着产程的进展，逐渐加剧。很难描述生孩子，特别是在第二产程中的感觉。有时我会把它形容成从产道中挤出一个保龄球，这可能过于形象化，但确实这个比喻不错！”

♀给母亲的进言

我建议那些准妈妈们在进产房前尽可能多地了解分娩的相关知识。参加产前教育会很有帮助的，有机会领教过来人（经产妇）和产前教育指导老师的参考经验和建议。在医生查房中，尽可能与医生和助产师沟通你的特殊要求或期望，确保在进产房前脑子里没有任何疙瘩。最后，不要忘记，作为一个女性，你完全有能力生下你的孩子。

堪萨斯州堪萨斯市贝瑟尼分娩中心助产师：迪德·迪巴勒

迪巴勒女士形容她自己是个“医院的助产师、妻子、母亲、祖母、不激进的女权主义者、天主教徒、南部的自由民主党人以及父母亲的崇拜者”，她告诉我们，“让第一次的准妈妈知道产痛有多剧烈是不可能的，它是无法形容的。不幸的是大部分产前教育误导了我们的孕妇，以致分娩给人的印象是只要平躺在医院的床上，以一种特定的方式呼吸，打上点滴，连上监护仪，她们就能控制产痛了。孕妇对产痛的剧烈程度都是没有思想准备的，生完孩子后，她们会告诉你这种疼痛的严重程度是从来没有想到的，事在人为，也只能竭尽所能了。很多产妇被那个极为敏感的、不知道有无道理的宫颈4厘米的等待（硬膜外镇痛曾经要求必须等到子宫口开至3～4厘米开始使用——译注）折磨得死去活来。

迪巴勒女士跟她的产妇这样说：“产痛将是你所有经历过的事情中最为痛苦的一个。”

♀给母亲的进言

“你必须做好跑马拉松的准备（相比之下，马拉松还容易些）。疼痛会像潮水一样，一浪接着一浪，而且是一浪高过一浪，在某个“风口浪尖”上，你所能想得起来的过去就只剩下了疼痛，所面临的未来也是疼痛，而且会更痛。这种感觉让人恐惧至极。这也就是为什么得有一帮人来帮你渡过这一难关的原因。选择药物镇痛不表明你的软弱。我认为每个孕妇为自己制订的生产计划以及对自己的要求应该切合实际，否则，失落感会是极为巨大的。”

纽约州纽亚克医院助产师：胡利亚·罗朗格·凯斯勒女士

“即便是最有分娩知识的孕妇也不可能知道自己对产痛的反应会是怎样的。实际上，你应该能对付得了正常宫缩引起的疼痛，因为生孩子并不是让你赔上性命的。但是用了药物加快产程，就另当别论了。”她讲述了她最近帮助一个助产师分娩的经历。“那可不是一个病恹恹的、缺乏分娩知识的助产师。”事后对凯斯勒女士说，分娩更像是个惩罚。凯斯勒女士强调“你永远不可能知道人家对产痛的反应会怎样的”。

♀给母亲的进言

每个产妇的分娩经历都不尽相同。精神状态、放松技巧、疼痛忍受能力以及营养状况等都因人而异。宫缩时过分紧张，你会更加疼痛的；相反，轻轻松松会减轻疼痛。

导乐和分娩教育工作者的回答

北美导乐创始人之一、多本怀孕及分娩书籍的作者、注册导乐——彭妮·西姆金女士

“对、也不对。从我课堂上出去的都已经为分娩疼痛做好了充分的思想准备，孕妇及其配偶都做好了对付分娩中产妇的喊叫和‘丑态’的准备。但她们对于自己的真实感受，的确是没有准备的。”

“对初次怀孕的准妈妈提及产痛时，我会告诉她们疼痛是剧烈的，反反复复的，但并不是伤害的信号。在没有药物镇痛的情况下，遵循以下几点，疼痛是可以对付得了的。

☺ 产妇自己不要药物镇痛；

☹ 有家属、配偶和导乐竭尽全力的帮助和支持；

☹ 已经学会了一些自我缓解产痛的方式方法；

☹ 分娩过程相对正常。

“现在的大部分美国孕妇对承受产痛缺乏信心。她们害怕到时会失去理智、大喊大叫、不能冷静思考、表达不清；害怕自己到时会很尴尬、吓着自己的爱人、被人说三道四。自己会失控的这个未知数驱使她们选择硬膜外镇痛，这个驱动力可能会随着害怕疼痛程度的增加而增加。”

♀给母亲的进言

“我努力地安慰学生和孕妇，我所教给她们的分娩技巧可以使她们在分娩中既有本能的发泄，又能保持沉着。与此同时，帮助配偶们理解产妇分娩中可能出现的种种行为表现也是必不可少的，可以避免他们的担忧。虽然有孕妇已经决定采用硬膜外镇痛，考虑到所有医院，包括有很多麻醉医生的大医院，不一定能随时为产妇提供硬膜外镇痛，我会教会学生和孕妇一些自我缓解产痛的方法，以面对万一出现的那种漫长的等待，不至于到时惴惴不安、无所适从。”

加利福尼亚州洛杉矶市“最佳导乐服务中心”创始人和主任、注册导乐：特雷西·哈特利女士

“产痛的密集和剧烈程度出乎很多产妇的意料，真有点不‘尝’不知道，‘尝’了吓一跳的感觉。但也有的事后说产痛并没有她们想象中的严重，只有个别的说和她们想象中

的一样。”

“我是这样描述产痛的。它是因人而异的。要是产程进展相对顺利的话，疼痛应该是不难对付的。产痛有时就好比不小心一头撞到橱门上，开始疼得死去活来，要昏过去似的，快要昏过去的那一刻，疼痛开始减轻，几秒钟后，变得能忍受了。有人描述她们的分娩痛就像肚子上的‘小腿抽筋’，每次持续时间不长。也有产妇仅仅感觉到痛经似的。”

♀给母亲的进言

“我会向孕妇建议各种缓解疼痛的方法，如催眠、放松、冷敷、热敷、水浴、按摩，让她们知道自己手中拥有很多办法帮助自己减轻可能面临的不同程度的产痛。”

医生给我们的答案

科罗拉多州丹佛市科罗拉多大学产科麻醉主任：乔伊·霍金斯医生

霍金斯医生指出，孕妇常常被她们所得到的信息困惑。“我发现大多数产前教育都倾向于把产痛说得轻描淡写，使产妇误以为通过深呼吸、水浴、集中注意力就能对付她们的产痛，一旦她们不得不用硬膜外镇痛时，毫无疑问地造成了她们的失落和失望。亲戚朋友中某某人不用止痛办法战胜分娩疼痛的‘英雄’业绩，让这种感受变本加厉。很多人因此茫然无措。”

霍金斯医生向初产妇解释说：“每个人的生孩子经历都不尽相同，不要过早做决定，要见机行事。”

♀给母亲的进言

“应该多了解分娩方面的知识，清楚各种情况下自己的选择余地，随机应变。生孩子过程中，每一个在你身边的人都在为你有个称心满意的、平平安安的生产经历而竭尽全力。你可以时时刻刻更改你的计划，当然包括你的镇痛方式。”

德克萨斯州达拉斯市德克萨斯大学西南医疗中心帕克兰纪念医院妇产科学副教授：罗纳德·拉莫斯医生

“我想初产妇对分娩痛的感受和评价有着巨大的差异，文化种族的影响也绝对少不了。产痛是没法预料的，但先入为主的概念起的作用很大。如果你认为它会很痛，疼痛会确确实实的剧烈；要是你觉得产痛不会太糟，决定咬咬牙顶过去，或者根本就没有硬膜外镇痛可用，它也就那么回事了。”

♀给母亲的进言

拉莫斯医生不跟自己的产妇解释分娩痛，“我不知道从何说起，但我对每一个要求分娩镇痛的产妇给予同情和支持，痛就是痛，痛没有商量！”

北卡罗来纳州温斯顿—塞勒姆市维克森林大学医学院福赛斯医疗中心产科麻醉医生：博加德医生

“没有，孕妇没有做好准备。极小部分人或许是受到害怕的驱使，阅读些文献或去听听课。这种不情愿了解真相的举措似乎得到了亲属们的怂恿，无论是母亲、姐妹还是祖母，都会安慰道：‘你不会有问题的。’”

♀给母亲的进言

“我会告诉产妇，不要小看自己，她们远比自己想象的厉害。要是丈夫或（和）母亲在场，我也跟他们说，鼓励产妇很重要但不要强求她们做这个那个的。最后，我会强调我们产科护士的重要性，她们能给产妇力量、鼓励，是很多信息的来源。”

第三章

分娩恐惧是常见的，也是正常的

妇女对生孩子的恐惧是普遍存在的，世界各种文化历史上都有记载。对妊娠妇女为什么会有恐惧存在着一些不同观点。最近一些分娩专家指出：妇女是通过文化媒介“学到”了对生孩子的害怕，这包括电视和其他媒体对分娩戏剧化的、形象化的描述。他们认为，这一“学习”过程，加上朋友、姐妹、母亲对分娩的一些大量故事的描述，让她们对分娩的惧怕变本加厉，甚至是造成这种惧怕的元凶。

妇女对分娩的担心，远远早于电视节目实况转播分娩。多少世纪以来，妇女们就一直在交流她们的分娩经历。所以，这种与分娩相关的担忧恐惧，可能本来就是我们对人生大事的一种自然反应。一些学者指出，怀孕过程中的这种担忧恐惧，不仅普遍，而且是有道理的。因为即使是一帆风顺地生孩子，大家也一直在说，它会有不可避免的疼痛和难以预测的情况发生[1]。

持这个观点的人还认为，怀孕期间一定程度的害怕实际上会让孕妇更主动地准备分娩，有它的积极作用。除了通过书本、课堂、杂志和各种网站了解相关知识外，与那些即将分娩的孕妇一起探讨，或向有过分娩经历的人取经，也应该是准备过程中重要的部分。

对大多数人来说，紧张压力是日常生活中的一部分。但是，孕妇通常所经历的，是在她们所有日常生活压力之外的一层压力。尽管怀孕带来的压力非常普遍，也很正常，但它确实给孕妇带来不少烦恼。她们当中的大部分人，都渴望有一个美好圆满的怀孕和生产经历。

我们在这一章里，着重谈谈怀孕期间的担心和害怕。这并不是要增加你的恐惧心理，而是要告诉你，这些现象在怀孕过程中是非常普遍的，同时指导你如何来应对这些感受。如果你已经怀孕还没有感到紧张或是害怕，那就太棒了！你已经有了个良好的开端了。但是，如果你感觉自己有这些担心或在怀孕过程中的某个阶段有过这样的忧虑的话，那么，除了知道这些恐惧担忧是普遍的以外，再了解一些能够帮助你有效地处理这种担心和压力的建议，一定会是非常有用的。

在这一章中你会了解到：

✓ 初次分娩和再次分娩各有各的担心；

✓ 如何处理那些虚弱无助的感受；

✓ 紧张因素——哪些是正常的现象，为什么你和你的医务人员不能轻视过度的紧张；

✓ 怀孕期间减轻心理压力的窍门。

初产妇和经产妇常见的担忧

初产妇

尽管许多再次怀孕的母亲还是会对分娩担忧，但初产妇通常会比经产妇更紧张，更担心[2]。对有些妇女来说，知道得越少越担心；而另一些又是知道得越多越担心。也许这并不能让你放松，但你还是应该知道：不论你是在期待第一个还是第六个孩子，兴奋、激动、高兴、期待，同时又脆弱、焦虑、紧张的情绪，都是很常见的。

如果这是你的第一次，你的焦虑或许会集中在以下几个方面：

☹ 担心分娩疼痛；

☹ 担心自己是否真的能够“完成这件大事”；

☹ 担心新生儿会出问题；

☹ 担心会丢失尊严；

☹ 担心自己的身体在生产过程中受伤；

☹ 担心在分娩时可能要紧急剖宫产；

☹ 担心在分娩时死亡[3]。

初产妇应该如何面对这些问题：

如果你担心分娩疼痛 你应该通过阅读一些关于新生儿分娩方面的书，让自己做好充分的准备（你现在正在读本书，你实际上就已经在运用这些放松技巧了）。对可能的减痛方法做一些了解，并尽可能地了解你的医院或产科诊所具备的镇痛设施。和你身边的分娩专家、医务人员及其他人谈谈你所担忧的，让别人帮助你消除这些焦虑。学习并练习那些最适合自己的放松技巧，减轻焦虑，这将让你受益匪浅。

如果你担心自己能否分娩 美国绝大部分的分娩都是在医院的，很少有人能够看到别人的分娩经历，很多人会很难想象自己会如何面对即将到来的挑战。生孩子不需要有先前的经验。没有生产经历并不意味着你不知道该怎么做。如果这是你的第一次怀孕，你应该相信自己的身体具备了所有的条件来帮助胎儿从子宫舒适的环境中降生到这个世界来。

如果你担心新生儿出问题 绝大部分新生儿出生，都是没有并发症的。估计美国有4%的新生儿在出生时存在先天缺陷，1岁以内的新生儿死亡率是0.7%[4]。很多孕妇做各种检查来排除并发症。你应该记住：在一个专业医院里，你周围的专家们能够处理各种各样的危机和并发症。

如果你担心有失仪表或丧失尊严 许多人不喜欢自己完

全暴露在一屋子陌生人面前，即使是生孩子。她们担心自己的隐私或自尊心得不到尊重，担心因分娩的压力太大而导致个人情绪失控，出现正常情况下没有的失常行为。也许，你现在很难相信，一旦产程开始，你就会发现你对风度失控的担心会大大减少。随着身体不断地调节以适应产程的需要，你还会发现你的控制欲也会大大地改变。可以向你的医务人员咨询这个问题，他们也可能给你些例子，讲述他们在照看其他产妇时的所见所闻，来帮助你解除担忧。

这不是说尊重产妇的隐私不重要，或者说你在分娩中不需要自我控制的能力，但在专业人员以你的需求为中心的环境里，一旦进入产程，这种担心会很自然地减少。

如果你担心身体在分娩中受到伤害 你的身体是能够生出小孩来的。大多数妇女在分娩时经历疼痛，并不意味有什么不正常，或有灾难的降临。这并不是说你因此得忍受痛苦，只是不必过于担心，疼痛仅仅是分娩过程中的一个自然表现罢了。

有些妇女特别担心在分娩期间可能需要会阴侧切（从阴道到直肠之间的手术切开）。会阴侧切的观念在大多数医院正发生变化，现在医生采取更为保守的办法，他们逐渐认识到，会阴侧切可能会加剧恢复期的疼痛。侧切的本意是防止阴道撕裂，但它在一些产妇身上造成了更多的肌肉和组织损伤，也就是说这很不划算。

医生和助产师可以使用各种方法避免会阴的撕裂。鼓励产妇坐位或侧仰卧位，或持续膝胸位，有助于避免会阴区

（阴道和直肠区）的过度伸张和撕裂。其他做法还有产前按摩会阴、控制和减慢胎儿分娩速度、胎儿产出时的会阴保护和无香精油的热按摩。（有产科医生认为，硬膜外镇痛让产妇能控制用力，而减少撕裂——译注）

如果你担心紧急剖宫产 通过询问医院的产科医生或分娩教育人员来了解你所选择医院的剖宫产率。了解它是否低于全国平均水平（目前美国的全国平均水平大约是25%，中国是50%左右——译注）。如果医生或医院收治大量的高风险产妇，剖宫产率就会高于那些只收治低风险产妇的医院，因为低风险产妇一般不需剖宫产。你还可以询问医生自己的剖宫产率，作为你选择医院和医生的考虑因素之一。

如果你担心分娩期死亡 值得庆幸的是，美国产妇死亡率大大低于世界的大多数其他国家。20世纪孕产妇死亡的危险性已经减少了近99%，从1900年的每10万产妇850人死亡，到今天的每10万白人产妇7人死亡和每10万非洲裔美国产妇18～22人死亡[5]。关于美国非洲裔产妇死亡率较高的解释有很多，但多数人认为这一差距（与白人死亡率相比）与非洲裔产妇收入不足、缺乏医疗保健服务有关。

有调查做过比较，在许多不发达国家，因妊娠并发症死亡的比率在每10万中55人到惊人的900人之间[6]。

分娩恐惧症是一种分娩时对死亡的极度担忧或恐惧，以致出现孕妇非常想要孩子，但不要生孩子的局面。据估算，大约有6%的孕妇会出现这样的情况。过去认为它只发生在西方妇女

身上，现在发现它在其他文化背景的妇女身上也同样存在[7]。

在怀孕的不同时期，孕妇会时常冒出对分娩的害怕甚至恐惧，这并不是意味着她们就有了分娩恐惧症，只有那些担忧至极的孕妇，出现了“噩梦、抱怨不断，生活工作中无法集中精力”[8]。

有可能你很担心很恐惧，需要专业人士的帮助，但你的担忧对妇产科医生并不一定显而易见。根据杜克大学妇产科医生和心理学家戴安·戴尔医生的说法，“产科医生已经很习惯安慰我们的孕妇，因为轻度的害怕太常见了；但要是太严重了，譬如分娩恐惧症，孕妇应该告诉医务人员，必要时寻求心理学家的会诊。”

谈到妇女怕生孩子时，戴尔医生说：“如果她们一点都不怕生孩子，那就是没有准备好。曾经历过的生孩子都是荆棘丛生的，我们都还记忆犹新，生孩子的担忧似乎都刻骨铭记到了我们的遗传基因上去了。”

经产妇

你的担忧可能会集中在以下几个方面：

☹ 担心分娩的疼痛；

☹ 担心分娩时候的失控；

☹ 担心分娩中死亡[9]。

害怕再生孩子能潜伏上几个月甚至几年，直到下一次怀孕时才出现。那些经历过剖宫产、难产或产钳助产的孕产妇会对再次分娩更担心、更恐惧[10]。

分娩疼痛是造成再次分娩恐惧的原因之一。一些妇女在第一次怀孕并不害怕分娩，但经历了难产以后，产生了再次分娩恐惧[11]。

经产妇如何对付这些情况：

如果你担心分娩疼痛 有了先前异常困难和痛苦的分娩经历，你会担心这次会有类似的情况。你的这种经历、这种想法是可以理解的，但你也应该清楚，每次生孩子的经历都会是不同的。有过难产的下次可能会是顺产的。反之亦然。如果过去的分娩疼痛没有得到有效的控制，那就应该和医务人员沟通，了解这次分娩能否有些不同的办法来减轻疼痛。两次生产过程是不可能一样的，这次生孩子极可能和你上次不一样。

如果你担心失控 不同的产妇对产程控制的含义不一定会是一样的。有些女性，甚至经产妇，可能担心产程中身体失控、生不下小孩，也可能是担心对产程中其他问题的失控：镇痛时机的失控、陪同人员选择的失控、产程中饮食的失控以及其他各种各样可能让你担心的问题失控。

如果失控是你对以前分娩不满意的原因的话，应该与医务人员讨论一下。如果以前只有丈夫陪产，现在觉得增加陪产会增加你的舒适度，可以考虑请朋友或导乐来帮你。

如果你担心分娩期间死亡 不管你是第一次做母亲，还是再次怀孕，我们的建议都是一样的（见前页）。有过一次分娩的你，应该能更现实地和更合乎逻辑地面对这一问题，这是你的优势。想必你会像绝大部分妇女一样：有足够的能力和强壮的身体再来一次！

如何对付“我很胆小”的感觉？

说出来

你可能把自己对生孩子的担忧一五一十告诉医务人员感到有些不舒服。有时，产妇会为自己的这种担忧感到羞愧，并出于各种各样原因不愿意把这些感觉说出来。有时，医务人员看上去太忙，似乎没有时间来处理你的这些问题，或自己担心把脆弱的感情暴露出来会让别人把自己看成很“烦人”。其实，如果医生没有和你讨论过分娩疼痛的问题，你应该理直气壮地提出来。

不赞成你对医务人员隐瞒自己的忧虑，应该坦诚地在他们面前表达自己的感受。即使自己说不清楚自己到底担心什么（对疼痛的忧虑已经够具体了），也和医生或其他医务人员笼统地谈谈自己的担心、焦虑和恐惧，这样做会很有帮助的。他们在了解了你的担忧和焦虑后，才能帮你制订出相对应的策略和措施。

你可能发现和麻醉医生面谈有助于你减少对分娩疼痛的担忧。他们会让你了解各个产程中，分娩镇痛的选择余地，你到时如何选用。

如果你想避免产程中用药，那么和那些经历过无药自然分娩的妇女交流，会让你减轻焦虑的。问一问她们用过的缓解产痛策略、技巧以及方法，此外，更多地了解能够为这些持无药自然分娩理念的产妇提供帮助的地方（见第六章）。

从书中的生孩子故事（见第十章）和医务人员采访（见第十一章）中得出的结论，不论你是否决定用不用药物分娩镇痛，还是你非常坚决地选择了无药自然分娩，那些有关镇痛药物的知识对你还是非常有用的。要是在产程的某一阶段，你忽然想使用镇痛药物，或者是出现紧急情况，而你事先了解了临床上使用的镇痛药物以及它们对你和你孩子的影响，你的准备才能算是面面俱到。

倾听——只要是真的，就不是恐怖事件

听听那些你信得过的女同胞生孩子的真实故事，了解她们经历过的分娩疼痛、对付产痛的有效办法以及如何在产前、产中减少对生孩子的担忧。经常有人把难产的经历看作虚构的恐怖故事，有人觉得详细谈论产妇产程中经历过的疼痛有些不礼貌或不合适。但是忽视她们痛苦、艰难、恐怖故事般的生产经历，是对她们的不尊重。这些故事往往是难产产妇的真实写照。

其实，倾听其他产妇的难产经历，有助于你从医生那里获取可选用的镇痛方法，并把自己生孩子准备得更充分。它同样提供了你和你医生交流时所需的话题，针对性地讨论生孩子过程中可能出现的五花八门的并发症以及医生会如何处理，清楚

知道最差的结果又会是怎么样的。要知道，在有些不愉快的生产经历的回忆中，医生没有为那些不想用药物镇痛的产妇提供其他合适的互替医疗镇痛措施，这是一个相关因素。

从其他人那里得到的对她们自己生孩子的总体印象、担心害怕、情感过程、实际感觉和疼痛程度，在一个侧面为你提供了一个真实的写照，让你和你的医务人员共同为你自己独一无二的、心满意足的生产经历做好准备。

不要忘记，有许多没有创伤、令人满意、精彩美妙的生产经历，有从药物或硬膜外镇痛中受益的，也有用了无药物全自然分娩的。即使你希望全产程依赖麻醉医生的镇痛措施，倾听那些完全自然分娩的美丽动人的故事，还是会让你获取很多灵感和鼓励的。

参观医院产房或分娩中心

美国很多医院和分娩中心鼓励产妇预约参观产房。生产前看看听听、了解产房是怎么回事是非常有用的。参观过程的所见所闻，有可能会让你放松放心，也有可能是陌生的甚至恐怖的。这就是为什么你得去的原因！参观自己的分娩环境，了解真实场景，能够帮助你清楚自己到生孩子的时候会是怎样的情形。

参观后， 有什么问题或是增加焦虑的因素，或具体担心的内容，应该和医务人员讨论解决。参观的目的就是为了熟悉你的分娩环境，让你有个“曾经来过或似曾相识”感。要是你能对产房声、像、景有个印象，进入产房时的紧张、焦虑感就会有所减少。

寻求专业人士的帮助

要是你的焦虑没有得到医务人员的同情或被熟视无睹，或者你感觉到你的紧张焦虑已经异乎寻常、超出自己对人生重大事件的正常心理反应，应该考虑更换你的产科医生。助产师（士）、产科医生、导乐、社会工作者（美国医院常规有这么一个职位，负责病人的有关费用、出院后的医疗落实——译注）、临床心理学家，可以倾听、鼓励、帮助你制订产程中有效的应对策略。

有计划的避免产痛吗？

对分娩疼痛的担忧可能是近期择期剖宫产增加的原因[12]。这是一个一直争论的问题，很多医生和有关医务人员鼓励产妇和产科医生在没有临床指征的情况下不要选用剖宫产。剖宫产是作为一种挽救母婴生命的手术，它有着大多数外科大手术都存在的危险性。

当然，并不是所有择期剖宫产的产妇都是因为怕痛。有些人剖宫产是为了避免产道分娩可能产生的并发症，比如盆腔底部（会阴）损伤、性功能障碍，担心阴道分娩对胎儿的伤害（怀孕或胎儿发育中的一些特殊问题，特别是巨大儿），或是依据母亲或医生日程表的要求选择的。

把剖宫产用作一种消除分娩疼痛的方法，这一状况非常需要孕妇和医务人员好好针对性地沟通交流有关分娩焦虑的问题，同时也提醒我们应该增加投入以发现那些严重紧张焦虑的孕产妇，并需要对分娩镇痛措施的有效性予以高度关注。

孕期心理压力的相关因素

心理有压力,压力就会越来越大。心理压力是人生重大事件的一个组成部分,就像怀孕这样的正面开心的事件也在所难免。所幸的是,大部分女性能及时调整怀孕中出现的心理压力，但还是有一些不能应对这个新问题的。

孕妇的典型心理压力

研究表明，妊娠妇女最关心以下问题：

“医疗问题，人体症状，为人父母，身体变化，待产分娩以及婴儿健康。[13]”

一般来说，焦虑会贯穿整个怀孕期，但通常第三个月会明显增加[14]。孕产妇明显的焦虑不仅仅产生情感上的不适，严重的心理压力还与妊娠并发症有关。研究表明，它与胎儿发育并发症密切相关[15]。

造成孕妇过度心理压力的因素

怀孕期间过度的压力不仅对新生儿不利，也会影响孕妇自身。有过度心理压力的孕妇会出现疲劳、失眠、焦虑、食欲不振或暴饮暴食、头痛、背痛等症状。我们列出以下几点相信是造成或促成孕期严重心理压力的因素。

既往流产和晚期流产

有报道，以前有过流产、死婴的妇女，在随后的怀孕中恐惧焦虑程度增高。特别是有过晚期流产或死婴的女性，已证实在下次怀孕中，比没有类似经历的孕妇焦虑严重[16]。

有这种经历的、焦虑过度的孕妇需要和医务人员及时沟通。她们会期望自己的医务人员在整个围生期中，有针对性地对她们独特的问题保持警觉，提供心理上的安慰和帮助，必要时甚至为她们及其爱人提供心理会诊咨询。

高危险妊娠和卧床治疗

高危妊娠和需要卧床休息的孕妇，无论是在家里还是在医院,同时面临着额外的心理压力。住院的孕妇还得对付远离家庭和爱人（或自己的小孩）所带来的心理压力，再加上程序化、制度化的医院环境，卧在床上的孕妇常常感到无奈、失控、苦闷、寂寞，而且不断地担心未出生孩子的健康。早产儿孕产妇则会担心她们用的各种药物对自己胎儿的影响[17]。

与卧床孕妇打交道的专业人员，强调这个人群需要强有力的周围人的支持和有效的心理应对机制来帮助度过这段（暂时）艰难和心理高压期。有医务人员建议：应该鼓励家人和朋友的探访以及适当安排些活动内容来缓解整天的无聊。现在是你补上那些喜欢的言情喜剧、肥皂剧、脱口秀的时候了，现在是让那些没有卧床休息的孕妇朋友羡慕你一下的时候了。对那些只是在医院卧床的孕妇，医务人员会建议你穿自己的衣服，不要穿病人服，减少自己是一个“病人”的感受。专家和以前的卧床产妇建议，这类孕妇采取以天为单位的倒计时，提醒自己卧床是有着丰厚收获的，实际上这一切是为了即将出生的孩子，而不是消磨时间、吃闲饭。

幸运的是，这个时代有繁盛的因特网，孕妇在床上就可以通过电脑相互交流、相互帮助。过去几年中。各种专门为卧床孕妇提供信息的聊天室、团体以及网站已经建立起来，许多孕妇发现在这段时间内，这类去处能让她们自己头脑保持清醒。

家庭或精神虐待

那些受家庭或性虐待的女性遭受更多的心理压力，进而影响其怀孕期间的情绪[18]。既往伤害的记忆也会增加怀孕和生产过程中的恐惧和焦虑[19]。

许多医生对孕妇的第一次围生期检查中，会例行询问是否存在或担心家庭或性虐待问题。这是一个很隐私的问题，女性常常很难开口和别人讨论这些问题，但如果你是一个受害者或者有过这种经历，医务人员了解情况后，会给你安慰并提供你所需要的帮助渠道。

由于孕期严重心理压力容易导致一些不好的临床结果，你与医务人员要密切关注你孕期中的感受，正视即将到来的分娩。

为什么你（和你的医务人员）不可忽视过度恐惧和心理压力？

某些有巨大心理压力的女性，她们及其新生儿的健康威胁增加[20]。心理压力严重的孕妇容易出现早产和低体重儿，即使是分娩足月产，也很容易出现低体重儿[21]。

怀孕期间减轻心理压力的窍门

开始缩减……你的日历

通过减少或取消一些包括你平时已能够左右的、但造成心理压力的因素，会使你的总体心理压力降低。例如，继续坚持怀孕前的各项活动会是很有压力的，适当减少这些活动以适应怀孕时的体力下降能让你受益。找出造成你心理压力的最大原因，有可能的话，设法减少或摆脱它们，受益一天是一天。这会帮你减压的。

只关注自己能掌控的

另一个把压力减到最小值的方法是，不要管任何不可知的因素或是各种假设来假设去的东西，专心你能控制住的，比如，怀孕的方方面面，保证足够的休息、锻炼、营养，学学各种生孩子的技巧，研究研究可供选择的镇痛措施，为孩子的生日做好充分准备。

不能控制的东西，控制你对它们的反应

能否成为心理压力的因素，一定程度上取决于带有什么样的感受来处理这些问题，是正视面对，还是害怕焦虑、不知所措。有时候，要消除造成压力的根源是不可能的。在这种情况下，还有一种能有效终结心理压力的方法，就是试着改变造成压力根源的情感反应强度。

在发现自己紧张或有压力的时候，首先试着找找那个困扰你情感的关键性想法，然后制止造成这些负面情绪的想法，代之以能唤起平静或中性感情的东西。有人把这个比喻成换录像机的磁带：你的想法就像是磁带，不喜欢这盒磁带带给你的感受，按下停止键，换上另一盒，按下启动键。

这需要一些练习，你可以在产前教育中学到这类的思维技巧。通过有意识地注意你要对自己造成心理压力的想法，用正面积极的想法取而代之，你会注意到自己的压力随之减轻了。

一个快速简便的放松计划

妊娠期减少心理压力的策略不仅帮助你休息好和感觉好，还为实现你的完美生产经历做了情感上和身体上的准备。别的不说，努力利用这些健康手段对付心理压力的女性，不太可能沦落到用不健康方式，如暴饮暴食、吸烟、饮

酒，应对孕期的压力增加的地步。

研究结果显示，妊娠期的放松技巧，不仅有利于产妇的分娩，还可促进胎儿发育。南卡罗来纳州克莱姆森大学心理学系主任、教授詹姆斯·麦卡宾博士，为孕妇提出了以下简单且易做到的十点放松建议：

1. 为你和小宝宝的健康放松，做你喜欢做的事情：读书、织毛衣、散步或听音乐。

2. 每天不能挤出时间放松的，日历上注个“小孩时间”，坚持不懈地把那段时间留给你自己。

3. 用那段时间，把自己弄得舒舒服服。在没有电话、没有噪声的小房间静上一阵，躺在床下或摇椅上，略微侧躺，用一只枕头支撑你的大肚子。

4. 做好精神上的准备。清除你头脑中的繁杂事务，专注于放松。

5. 给自己放松是为了你自己和你的小宝宝。家务可以后推，截止日期可以后推，放松自己不是奢望，它是必需的。

6. 专注自己的呼吸。缓慢、平稳的腹式深呼吸，不要只用胸式的浅表呼吸。

7. 找找身体上的紧张部位。哪些地方特别紧张？脖子？腰？学会发现那些紧张的地方，然后……

8. 放松各肌肉群的张力。注意一下，你身体上的肌肉放松了，你的压力也会随之减轻的。

9. 把自己置身于你最喜欢的休闲地——也许在海滩边、溪流边或在山顶上，让你的感官去“梦听”、“梦闻”、“梦见”、“身临其境”你所选择的地方。

10. 练习、享受你给自己和小宝宝的快乐心境，每天至少20~30分钟。为你自己和你小宝宝放松、放松，再放松，怀孕中自始至终地保持放松状态。

第四章

无痛分娩

——能够消除产痛的技术

大部分女性希望产痛越轻越好，更有一些直截了当地说她们希望完全无痛。虽然目前离全程完全无痛分娩还有一段距离，但是你已经能够享受到前人想到而做不到的几乎无痛的分娩，办法之一就是使用当今最好的药物镇痛方法。

你知道吗

美国每年有400万产妇，一半以上（240万）生孩子用硬膜外镇痛。

可能和你的所见所闻有出入，在谈论到分娩镇痛时，你并不需要在轻松舒适和母婴安全之间做出抉择。我们每天的生活中使用的各种安全有效的现代技术或现代医学都会有一定的风险，比如现代交通工具和口服避孕药避孕，是以我们可容忍一定程度的风险来换取现代生活的益处。同样，分娩镇痛也是这种权衡利弊的产物。

大多数的妈妈和麻醉医生会告诉你，你不需要在产前就想好要用哪个特定的药物或特定的技术技巧，但千万不要等到宫缩开始时，才把所有的镇痛方案放在手里，权衡它们的利弊。在产房里面临决定是否镇痛之前，你对最常用药物的优缺点应该已经有个大概的了解。

下面的定义会帮助理解后面几章中谈到的药物镇痛方法以及它们之间的区别。

硬膜外（镇痛）　是一种“区域麻醉”，它的镇痛作用只影响到给药的身体特定区域。硬膜外镇痛，首先要在硬膜外腔（脊髓外面的小腔隙）放置一根细小的导管，导管通过穿刺针在腰背部置入，保留到产后。在分娩的整个过程中，镇痛药通过这根留置的导管注入硬膜外腔控制疼痛。产房的硬膜外镇痛变得越来越普遍，各种类型的都有，包括腰硬联合阻滞镇痛和硬膜外自控镇痛。它们会在本章中详细介绍。大部分医院采用的腰硬联合阻滞镇痛和硬膜外自控镇痛是分娩期间最有效的药物镇痛方法。

腰麻（脊髓阻滞） 也是一种“区域麻醉”。它也是用穿刺针穿入你的腰背部位，但它的起效比硬膜外快得多，不留置导管维持镇痛。腰麻几乎只用于剖宫产或者产程最后需要产钳（一种用于帮助胎儿从产道娩出的器械）助产时。

全身麻醉（全麻） 很少用于分娩，只在母亲或者胎儿处于生命危险的情况下使用。全麻（通过药物产生一种睡眠状态，完全消除分娩过程中的感觉）主要的特征是快速有效。

在这一部分我们将介绍：

- ✓ 什么是硬膜外镇痛？怎么操作的？怎样消除分娩疼痛的？
- ✓ 越来越受到产妇和医务人员欢迎的新型硬膜外镇痛、腰硬联合阻滞镇痛（腰硬联合）和硬膜外自控镇痛；
- ✓ 各种形式硬膜外镇痛的风险和不良反应；
- ✓ 分娩期间使用硬膜外镇痛的各种关注和争论；
- ✓ 产妇和医务人员对硬膜外分娩镇痛的看法。

硬膜外镇痛

什么是硬膜外镇痛？它如何镇痛？

硬膜外镇痛是将镇痛药注入腰背部的脊柱内的镇痛方法。

硬膜外镇痛（镇痛指减轻疼痛）作为女性分娩期间的一种镇痛方法自从1950年就已经存在了，但今天的硬膜外镇痛和哪怕10年前的硬膜外镇痛都已经大相径庭了。过去10年中，硬膜外镇痛技术不断改善，对分娩镇痛有了很好的控制，同时在特定情况下，也能给予产妇更多的活动度。它也比10年前更安全更有效，成为一种在医院分娩的产妇最喜欢的镇痛方法。这些药物是通过阻滞腰部以下的感觉神经来减轻或者完全消除分娩痛，给药成功后，硬膜外镇痛药物可在10～12分钟或者更短的时间内在很大程度上减轻或完全消除你的分娩疼痛。

请记住……

硬膜外镇痛是通过阻滞子宫、宫颈向大脑的传导痛觉的神经通路来实现的。注入脊柱硬膜外的镇痛药物阻断了疼痛信号通过脊髓传递到大脑的通路。

它是怎么做的？感觉如何？

硬膜外镇痛需要把穿刺针刺入围绕着低位脊髓的硬膜外间隙（脊椎骨和脊髓之间的间隙）。因为针穿刺的位置低于脊髓，所以几乎没有穿刺误伤脊髓的风险。在了解病史后，麻醉医生会简单地向你解释这一操作过程。你侧位躺在床上或坐在床沿上，尽量蜷缩团成球状，医生则在你的腰背部操作。整个过程从开始到结束大概需要10～15分钟，你需要在整个过程中“稳如泰山”。

哎哟？哇！

尽管听起来很痛苦，大部分产妇发现硬膜外穿刺痛比她们想象的要轻。她们也愿意以这短时间的不适换取随之而来的长时间的镇痛效果——“长痛不如短痛”。

产妇经常担心她们不能长时间静止不动来配合硬膜外置管。请放心，医生、护士和助产师早就意识到这对产妇很不容易，他们会在整个过程中帮助你。保持骨盆倾斜体位（这通常在孕妇学校中已经学习过的）会有很大帮助。在这个位置上，你头部向前下倾，身体蜷缩成“C”字形，收紧臀部肌肉或者轻轻张口吸气收紧腹部肌肉可以帮你保持这个体位。坐着、躺着做骨盆倾斜位都没有问题的（顺便提一句，这些动作是稳固和加强背部和腹部肌肉极好的练习）。

在进行硬膜外镇痛之前，你的麻醉医生需要知道以下事情：

☺ 在过去几个小时你吃过饭或喝过东西吗？（如果你刚吃了顿饭，这并不意味着你一定不能做硬膜外镇痛。但是一旦硬膜外镇痛开始进行，你一定不能再进食固体食物了。）

☺ 你有过在麻醉后呼吸困难或者出现其他问题的记录吗？

☺ 你有过腰背部疾患吗？

☺ 你家族中有人在手术或麻醉中出现过问题吗？

☺ 你有呼吸系统疾病，比如哮喘、支气管炎、肺炎吗？

☺ 你目前有感冒、咽痛或流感吗？

☺ 本次妊娠或以前的妊娠有过并发症吗？

☺ 你正在服用什么药物吗，包括草药、补品或柜台上零售的药品。

硬膜外镇痛的具体步骤：具体的操作和你的感受？

第一步：静脉输液给你的身体补充额外的液体以防止血压过度降低。医生也可能在静脉补液里加入抗酸剂和止吐药来降低你的胃酸，抑制恶心呕吐的发生。

第二步：你的背部会用一种很凉的杀菌剂消毒，并且用无菌单覆盖腰背部。

第三步：一根细针会迅速地在你腰背部皮肤打上局麻药，这是硬膜外穿刺针的进针点。你会感觉被刺了一下，不会比牙医打麻药时的感觉更疼。通常可能需要1～2分钟让局麻药起效。

第四步：硬膜外针穿入你的腰背部，然后引导一根纤细的塑料管（导管）进入你的脊柱（硬膜外间隙）。因为你的腰背部现在已经麻木了，硬膜外针进入时，你的脊柱只会感觉到压迫，而不是疼痛。当硬膜外导管穿入时你可能会有一点麻飕飕的或者抓痒的感觉，这种感觉持续几秒是很正常的。医生会先注射小剂量的麻药以确定你对麻药没有不良反应，麻醉医生可能会问你是否感觉头晕、口中有异味不适感、舌头麻木或心跳加速。有一些女性报告当药物刚刚进入身体时，腰背部会有一种短暂的冰凉感。

第五步：穿刺针移除，导管留在腰部。现在可以通过导管给镇痛药物了。这时你所能感觉到的只是背部固定导管的胶布，你的硬膜外镇痛就从此万事俱备了。导管连接到一个自动控制泵，这个控制泵每时每刻定时定量地给你输送药物，药物的剂量还可以根据你的需要调整。一般只需要很少量的药物就能控制你的产痛。

第六步：麻醉医生可能要求你在0～10的范围内来评估你的疼痛程度。这会给麻醉医生提供一个药物是否起效的指标，并且估计药量是否足够减轻你的疼痛。一旦你和麻醉医生都认为药物起效了，你也感觉舒适了，全部操作就宣告完成。

你和胎儿从此会持续监护，直到小孩出生为止。你的护士、助产师或医生会通过监护仪监测你的心率和血压；电子胎儿监测仪监测胎儿的心率；分娩力量计记录分娩过程中的宫缩频率和强度。这个设备能让你的护理人员随时掌握你的分娩进展。电子胎儿监测仪（为了你的胎儿）和分娩力量计（为了你）是像腰带一样固定在你的腹部的。

硬膜外镇痛在你的整个产程中都适用。要是你又开始感到疼痛了，告诉护士和医生（他们会在整个产程中检查并评估你的舒适度和产程进展），他们会调节你镇痛药物的剂量。一般情况下，硬膜外镇痛导管会留置到小孩产出，这样可以根据需要在待产、生产和产后借此途径给药。硬膜外导管的拔除是完全无痛的，医生只需要简单地在你后背揭开固定导管的胶布，轻轻地移除导管即可。

随着时间的推移，数小时以后药物作用会逐渐退净，你会完全恢复下半身的正常知觉。这时，有可能会有些酸胀感，也可能继续有些轻微的疼痛。必要的话，可以让你的护士或医生，给你一些口服镇痛药。

用于硬膜外镇痛的药物

用于硬膜外镇痛的药物有几种，但典型的硬膜外镇痛药是少量的局部麻醉药，通常为布比卡因或罗哌卡因，加有部分吗啡类药物，通常为芬太尼。最后你还可能加用一剂无防腐剂吗啡（吗啡类药物的一种），这种药可以完全消除疼痛，在硬膜外镇痛停止后持续镇痛到产后几个小时。

硬膜外使用吗啡的产妇，其吗啡血药浓度是很低的。可能出现的不良反应和通过其他途径用药的相似，包括恶心、呕吐、瘙痒。但因为用量很小，这些不良反应也很少发生。吗啡的一个很罕见的不良反应是呼吸减慢，可能会发生在给药后几小时内，因此，在产后24小时内，护士会每隔一段时间为你做有关的检查以防意外。

硬膜外镇痛使用时机

俗话说“时间就是一切”。只要问一位正在待产的妇女，你就能领受到这句话的真谛。

你知道吗

最近的研究显示，在分娩早期接受硬膜外镇痛的女性没有增加剖宫产或产钳助产的危险性[1]。

何时该为产妇用硬膜外镇痛？医生们的意见往往不同。如果在分娩开始时宫缩就很强烈，你就需要很当心了。如果宫缩强烈的同时你的镇痛措施效果不理想，你可能需要尽早进行硬膜外镇痛。不同医院和医生对开始给予硬膜外镇痛的时间都有自己的规定或常规做法，你最好在入院前了解这些制度和常规。很多的医院和医生会相对灵活，往往会和产妇一起决定什么时候开始使用镇痛（产程早期用硬膜外镇痛对母婴可能有不良影响曾经是一个很热门的话题，现在已经没有这个顾虑了——译注）。

各种因素都可能影响开始硬膜外镇痛的时间，包括小孩在产道中的位置，初次分娩还是再次分娩，某些疾病，比如呼吸系统或心脏病等。由于担心产钳助产或剖宫产的增加，一些医生要求分娩的妈妈在宫颈扩张4～5厘米之后开始给予硬膜外镇痛。但有关研究并不支持这种观点。许多医护人员认为任何时候，即使在分娩早期，只要产妇需要都可以进行硬膜外镇痛，而不需要等宫颈扩张到特定的大小。

医生需要减少硬膜外镇痛药量来保证你能用力吗？没有必要！

为了避免增加使用产钳和胎吸助产，有些医生会在你开始宫缩屏气用力的阶段减量或停止使用硬膜外镇痛药物。但是，没有数据证明这种做法能真正减少产钳或胎吸助产；相反，这显然会大大地加剧疼痛。

有些医生会在你产程最后阶段减少硬膜外镇痛的药量，认为如果没有麻木，你就能更有效地将胎儿推入产道分娩。也有人认为只要有强烈的宫缩或者借助外力，产妇都能完成分娩。减药或停药会让产妇遭受更多的痛苦，是没有必要的。

最近的几个研究得出结论：没有足够的证据支持在分娩晚期停止硬膜外镇痛会减少器械助产概率这个假设，产妇应该知道停用硬膜外镇痛的利弊，鼓励她们参与停用硬膜外镇痛的决策过程[2]。

硬膜外镇痛引起的麻木可能对一些产妇在产程的用力阶段带来些问题，但它缓解了疼痛，让另一些产妇能毫无保留地、更自主地用力，不用去顾忌产痛。

如果硬膜外镇痛抑制了你解大便的感觉，医务人员会指导你解决这一问题的。随着临床中硬膜外镇痛技术的普及，产科医生已经有很多方法对付这类问题，它们包括：早期使用缩宫素增强你的宫缩，预防产程延长或停滞，增加屏气用力的时间；宫口扩张完全后，不到出现那种用力的急切感或不到胎儿下降到远段的产道，你可以不用力，暂时休息一会儿；医务人员也可通过帮助你调整体位（用直立位或蹲位）、指导你在宫缩时用力来协调产力。如果需要，你在预产期之前可以和产科或麻醉医生一起讨论一下这个用力时机问题。

太晚了，你不能用硬膜外镇痛了吗？

另一个常见问题是分娩处于最后阶段的时候是否需要硬膜外镇痛。产妇的宫颈扩张到8厘米以上，一些医生就不愿意再给产妇硬膜外镇痛了。持这种观点的，主要担心分娩（第一产程）后期，强烈的宫缩时让产妇保持静坐不动、完成硬膜外穿刺置管变得很困难，也有可能在药物起效前生产（第二产程，用力阶段）就已经开始了。尽管这极富挑战性，但在医务人员的努力和支持下，还是有可能保持体位，完成硬膜外置管操作的。尽管有可能在药物起效前小孩已经产出了，但分娩持续时间也可能比预期的长，迟到的硬膜外镇痛有时的确可以起到一个决定性的作用，改变整个生孩子的进程和经历（如遇上难产或需要紧急剖宫产，有无硬膜外置管甚至关系到母婴的生命——译注）。

一些产妇在这节骨眼上可能会听到：都快生下来了，做硬膜外镇痛不值得，可能再有15 ~ 20分钟就不痛了。许多产妇（和医务人员）不同意这种说法。有人指出，从来没有人让其他有极剧烈疼痛的住院病人再忍上15 ~ 20分钟。

特别是在一段又长又痛的待产之后，使用硬膜外镇痛，能让一个精疲力竭的妈妈休息一会，到需要的时候能更有效地用力。给产妇喘口气往往能让她们借上一股东风，顺利完成阴道分娩，避免剖宫产。

所幸的是，只要产妇需要，许多美国麻醉医生愿意让她们硬膜外镇痛，直到胎儿着冠（能看见胎儿的头）为止（这才太迟了）。

你选择硬膜外镇痛的可能原因

- 😐 你希望生孩子越不痛越好；
- 😐 你用了其他镇痛药，效果不够理想；
- 😐 你用了非药物性镇痛措施，不够有效；
- 😐 你有个巨大儿；
- 😐 你有个双胞胎，如果其中一个胎儿或两个胎儿同时产生并发症，就有可能需要剖宫产。硬膜外置管有助于紧急剖宫产。你将不再需要做麻醉，避免危险性大的全麻（美国产科指南中称为预防性硬膜外置管，用于高危产妇的阴道分娩，以应付突发性产科事件，保证安全迅速地实施紧急剖宫产——译注）；
- 😐 你用了缩宫素加快产程进展；
- 😐 你的产程又长又困难，但还是有希望自然阴道分娩，避免剖宫产；
- 😐 你的产程停滞（不扩张）需要完全的放松；
- 😐 没有镇痛，你不能好好休息或睡眠；

☹ 你要持续地镇痛，不要每隔几个小时一次的肌注药物镇痛，摆脱“疼痛—打针止痛—疼痛—再打针止痛……”的被动局面，保证疼痛到来之前，镇痛已经到位。

不适合使用硬膜外镇痛的情况

☹ 你有凝血功能方面的异常，或者正用某些影响凝血功能的药物。产前你应该和产科医生或麻醉医生讨论这个问题；

☹ 你有某些神经系统的疾病；

☹ 你有腰背部手术史；

☹ 生孩子期间，你不想用比淋浴喷头科技含量更高的产品（你就是不愿意用这些新技术——译注）。

硬膜外镇痛起效后，你会有什么感觉?

硬膜外镇痛奏效时，许多产妇说从肚子到脚趾全部或部分没有了感觉。一些产妇能感到每次宫缩时的紧缩感但不痛也没有不舒服。你的感觉程度取决于硬膜外的给药量。最初感到的下肢沉重麻木，是很常见的，会在产后很快恢复。

硬膜外镇痛起效后，你的感受如何?

不痛了！休息吧！放松了！这些可能是你感受到的。硬膜外镇痛麻痹了你的宫缩痛而你的情感则没有麻木。有了硬膜外镇痛，大部分产妇会在和产痛道别的同时，依旧和她们生孩子的经历紧密地联系着。

研究显示

用了硬膜外镇痛的产妇比选择静脉或口服镇痛药物镇痛的在待产和生产期间更舒服，对镇痛方式的满意度也更高[3]。

你可能发现疼痛消失了，但这并不意味着你的精神压力就没有了。一些产妇感到筋疲力尽，尤其是经历了一段漫长困难的产程后要求硬膜外镇痛的，她们可能会担心产痛再度袭来，担心下一步的产程——怎么把小孩生下来。尽管如此，很多产妇还是体会到硬膜外镇痛减轻了产痛、让她们得到了休息、使她们保存了体能，不仅在体力上而且在精神上，为下一阶段的分娩做好了准备。

你爱人能做什么?

在医生进行硬膜外置管操作时，你爱人可能可以和你待在一起，也可能得在病房外面等上几分钟。如果你非常在乎你爱人是否在场，应该向麻醉医生或产房护士说明。如果他能和你待在一起，他可以在硬膜外镇痛的操作中，协助你保持体位，还能在情感上给予你支持和帮助。

如果你爱人和你一起参加了产前教育，他应该清楚地了解到产妇会如何对分娩做出反应的（他的的确确应该感到自己所处的位置很特殊），在产程中，他就不太可能大惊小怪或焦虑不安。

硬膜外镇痛起效后，你可以休息了。这时，你爱人可以在高度关注你此起彼伏的辛勤工作后，溜出去吃点东西。也可能做出更聪明的决定与你待在一起，继续为你提供情感支持和生活照顾，为下一步的产程做好准备。疼痛的消失并不是你分娩关怀的结束。你仍然需要鼓励、安抚和陪伴，为你下个阶段，也是整个产程中最精彩的阶段——你小宝宝的降生做准备。

产程中硬膜外镇痛的优点

☺ 你会体会到快速完全的镇痛；

☺ 你头脑清醒，药物不会让你迷迷糊糊的；

☺ 硬膜外镇痛对漫长又疼痛不堪的产程和腰痛性分娩有效；

☺ 能缓解你的疼痛，让你好好休息、保存体力；

☺ 你能自己控制好硬膜外镇痛，你可以要求减少药量，也可以在宫缩变得强烈后增加药量，达到更好的镇痛；

☺ 如果需要剖宫产，或出现了并发症需要手术，留置的硬膜外镇痛导管可以用作手术麻醉，比全麻安全得多；

☺ 如果你有阴道撕裂或会阴侧切，可以通过硬膜外导管加药，继续为你提供产后几小时的持续镇痛治疗；

☺ 如果你有某些心肺疾病，硬膜外镇痛对分娩更有帮助；

☺ 有先兆子痫（高血压）的产妇能受益于硬膜外镇痛分娩，有助于控制血压，也可避免全身麻醉（先兆子痫产妇使用全身麻醉非常危险）。

硬膜外镇痛的局限性

大部分产妇对硬膜外镇痛分娩的镇痛效果满意。虽然硬膜外镇痛的成功率很高，但有时并不是100%有效的，它还需要操作来完成的。

- ☹ 有10%～15%用硬膜外镇痛的产妇得不到充分的镇痛[4]。镇痛不完全或部分镇痛（镇痛只在你身体的一侧）会导致突破性疼痛。这通常是可以通过调整给药量或重新硬膜外置管来纠正；
- ☹ 你需要建立静脉通道补充液体以维持血压的稳定；
- ☹ 在你不能自动排尿时，你可能需要留置导尿管（这项操作可在硬膜外镇痛后完成，这样你可以没有太多插导尿管的感觉，导尿管一般会在生产前拔除）；
- ☹ 许多现代的硬膜外镇痛是使用小剂量药物，不会完全阻碍你的活动能力，但由于双腿的知觉下降，你需要在余下的产程中待在房间里或床上；
- ☹ 你需要有持续的监护（宫缩监测仪）和胎儿监护（胎心监测仪）。

你总是“赢家”

只有1%用了硬膜外镇痛的产妇有严重的头痛。极少情况下，硬膜外穿刺针穿过了硬膜外间隙，可能造成剧烈的头痛，但这种情况可以通过从产妇手臂抽取的少量自身血液，注射到硬膜外腔“补上” 穿刺针造成的小孔来治疗，其效果极佳。有这样的担心是很常见的，但这样的情况却是很不常见的。

硬膜外镇痛的不良反应

恼人的、令人不快的不良反应

- ☹ 少于10%的产妇全身瘙痒。随着药效消失，这种症状也随之消失，而且它也可以用其他药物来控制；
- ☹ 血压下降是常见的不良反应。有技术来阻止它的发生，但要是你的血压下降了，也可通过用药或改变体位使血压很快恢复正常，如侧卧位可以改善你背部大动脉的血流量；
- ☹ 硬膜外镇痛产妇有排尿困难是正常的，这在停药后会逐渐消失；
- ☹ 一些产妇会发热，但这不是因为感染（发热的最常见原因）引起的。有人认为这是她们身体对硬膜外镇痛本身的反应，在产后通常很快消失（详见下面的有关于硬膜外镇痛的不良反应内容）；
- ☹ 产程中和产后的发抖也是一个常见不良反应。出现发抖后，热毛毯会让你舒服些的。虽然不知是什么原因，15%～20%的硬膜外镇痛发抖产妇会发热[5]（发抖也经常发生在没有用任何药物的产妇身上）；
- ☹ 恶心不是常见的不良反应，不超过10%，可用药物减轻症状。

另外，还有一些极少出现的严重不良反应，了解这些，产妇可以增加对最严重的硬膜外分娩镇痛风险的常识。硬膜外镇痛是一个安全有效的镇痛方法，每年用于数以百万计的产妇。说到它的安全性，我们应该记住，每天数以千计的病人用它作为手术后镇痛，不仅仅只用在产妇身上。它严重的负面临床结果是极其少见的。罕见的、潜在灾难性的硬膜外镇痛发生不良反应的可能性常常误传，更糟糕的是有时被夸大。事实上，大部分麻醉医生在他们整个职业生涯中，从没有见过一例由产科硬膜外镇痛产生的这类严重事件。

虽然硬膜外镇痛严重不良反应极度少见，但是如果用药不当，或者某个产妇对药物产生极少见的中毒反应，某些极端的后果还是可能发生的。

下面列出的是极少见的产科硬膜外镇痛负面临床结局：

☹ 只要打针，包括注射到你的硬膜外腔，就有可能造成出血或感染，尽管这种机会是极少见的、但并不是零。

☹ 局麻药罕见的中毒反应，造成癫痫、瘫痪和死亡。后面会提到，产科麻醉相关的死亡率大约是百万分之二。

☹ 如果用药不当或剂量过大，麻醉平面到达胸肌后可能影响产妇的呼吸能力。发生这种罕见的问题后给产妇氧气就能解决。但是如果没有及时发现，这种情况可能导致产妇的死亡。

美国的产科麻醉相关死亡率已经显著降低。1997年的一个报告显示，1979～1990年间，它已经从每百万4.3个产妇降到每百万1.7个。这个显著的下降使与产科麻醉有关的死亡率降到了大约百万分之二。以下两个是比较公认的决定性因素：①提高了区域麻醉的安全性；②在剖宫产麻醉中，增加

了区域麻醉的使用，代替了以前惯用的全身麻醉[6]。

硬膜外镇痛对新生儿可能出现的问题

新生儿总体健康水平最常用的评估方法是阿普加（Apgar）评分。它以一个麻醉医生弗吉尼亚·阿普加命名的，1953年他创立了这个评分系统。阿普加评分在产后1分钟和5分钟分别对新生儿的五个不同指标前后两次评估。每个指标配有不同的分值，新生儿阿普加评分分值在0～10。以下是新生儿评分需要观察的指标：

A = 外观（皮肤的颜色）：皮肤青紫的给0分，躯体红肢体青紫的1分，全身红润的2分；

P = 脉搏（心率）：没有脉搏的0分，每分钟小于100次的给1分，超过每分钟100次的给2分（一个健康新生儿的正常脉搏范围是每分钟120～160次）；

G = 对刺激的反应（神经系统的反应性）无反应的0分，有皱眉的给1分，有咳嗽或打喷嚏的给2分；

A = 活动（肌肉张力）：无肌张力的0分，有部分反射活动给1分，有主动活动的给2分；

R = 呼吸（呼吸）：没有呼吸的0分，呼吸缓慢的给1分，有哭声的给2分。

研究已经反复证实，产妇在分娩期使用硬膜外镇痛对所生孩子的阿普加评分是没有影响的[7]。

硬膜外镇痛药物中含有小剂量局麻药及少量高度稀释的吗啡类药物。硬膜外间隙注入这些药物后（不是直接进入你的血液），只有少量药物会吸收到你的血液循环中，这也就是为什么硬膜外镇痛进入胎儿体内的药物是极其微量的原因。生孩子过程中使用的口服、肌注、静脉等其他途径给的药物的一部分是要通过胎盘进入胎儿体内的，而硬膜外给药最大的不同是胎儿接触镇痛药物的微量性，这已经是众所周知了。

你知道吗

硬膜外镇痛产妇因胎儿窘迫需要急诊剖宫产并不常见[8]。

如果硬膜外镇痛的药物反应使产妇的血压降低，可能引起胎儿血液循环量减少，造成胎儿心率减慢。这种情况可见于大约30%的硬膜外镇痛产妇，尤其是那些在使用硬膜外镇痛前就有宫缩腹痛的产妇。如果发生这种情况，医生会通过静脉输液给你补充足够量的盐水，必要时还可用药物把你的血压升高到正常。

极少数情况下，用了硬膜外镇痛出生的小孩会出现呼吸抑制，用静脉镇痛或口服镇痛药分娩的，这个问题更多见。

硬膜外镇痛的关注和争议：你所听到的和研究所得到的

已经不仅仅是绝大多数、而是压倒性多数用了硬膜外镇痛生孩子的产妇，母婴是安全健康、没有并发症发生的。但仍有很多女性对硬膜外镇痛分娩存有疑虑。这些担心常常是由对硬膜外镇痛可能出现的不良反应和风险的误传所造成的。在这一部分我们详细叙述这些只影响到很少一部分产妇的分娩并发症。你会发现，这些并发症通常并不是由于选择了分娩镇痛造成的。

♀硬膜外镇痛和剖宫产——两者有直接关系吗?

过去几十年中，硬膜外镇痛经常被责怪成增加剖宫产率的一个原因。一些研究显示两者之间有联系，另一些说这个联系是没有证据的。这可能是医务人员在生孩子是否应该用硬膜外镇痛这个问题上最具争议的热点了。

把这个问题变得更为复杂化的是，其他还有多种因素同时影响着产妇剖宫产率，它们包括产妇的年龄、健康状况、双胎还是多胎、经管产科医生自身的剖宫产率等。

研究显示

许多研究人员认为剖宫产并不是由于使用硬膜外镇痛而导致的，而是由于那些剧烈的疼痛造成。研究结果让他们总结出：那些以有问题告终、不是顺顺当当的产妇，如产程进展停滞（难产）的，实际上从开始就有比较剧烈的产痛，需要通过剖宫产分娩，而她们更有可能要求硬膜外镇痛的。（也就是因果关系的前后次序问题，是硬膜外→剖宫产，还是剧烈产痛→（硬膜外）→剖宫产，也就是硬膜外是否只是个中间环节——译注）。支持这个理论的一个研究发现，产程初期的疼痛直接关系到生孩子的结局，把疼痛描述为可怕、难以忍受的比产痛不严重的产妇剖宫产率高出3倍[9]。

哈佛医学院的研究人员在研究硬膜外镇痛和剖宫产率的相关性时发现，产程中用硬膜外镇痛的、转成剖宫产的产妇比最终用阴道分娩的，需要更多的硬膜外镇痛药剂量。这个基于四千多名硬膜外镇痛产妇的研究结果认为“需要超常硬膜外镇痛药物剂量，甚至需要硬膜外镇痛本身，就有可能是难产剧烈疼痛的标志”。[10]

研究产妇硬膜外镇痛是否增加剖宫产率的另一种方法，是对比那些使用硬膜外镇痛分娩的医院开展这项工作前后的剖宫产率。研究人员调查了不同国家多家医院几年中37 000产妇，结果显示，在许多年里，有些医院硬膜外镇痛的使用率从一个很低的水平提高到一个很高水平（有时多达5～10倍的增长率），在这一转变过程中，剖宫产率并没有随之增加[11]。

有些研究人员假设，如果硬膜外镇痛是造成剖宫产率上升的关键因素，那么那些频繁使用分娩硬膜外镇痛的产科医生的剖宫产率也应该相应增高。他们追踪研究了将近110位产科医师，每位大约接生了50位低风险产妇，得出结论：“使用硬膜外镇痛的多少并不能预示一位产科大夫的剖宫产率。再仔细分析产妇各项相关因素后发现，产科医生处理病人的方式似乎是决定剖宫产率的一个关键。[12]”

在这个问题上，有个比较中立的观点。一项涉及3 000位产妇的研究中，把分娩使用硬膜外镇痛的与没有使用的（包括什么镇痛措施都不用的）比较，观察硬膜外镇痛有无不利影响。在论及硬膜外镇痛与剖宫产率的关系上，得出的结论是：没有统计学数据能够支持硬膜外镇痛对剖宫产率的负面影响。尽管存在一些潜在的不良反应，但它能非常有效地减轻产痛。建议进一步研究那些不良反应以及评估各种不同的硬膜外镇痛技术[13]。

♀硬膜外镇痛产妇发热的机会增多了吗?

在使用了硬膜外镇痛的产妇中，产后发热人数的确增加了，这是个现实存在的现象。最新研究显示：24%的初产妇的体温升高与硬膜外镇痛有关[14]。有人认为这种发热可能与产程长短关系很大。硬膜外镇痛的经产妇发热比例大大降低，这类产妇的产程也往往较短。

研究显示

一种理论将硬膜外镇痛产妇发热的原因解释为，没有镇痛分娩的产妇，每次宫缩时呼吸很快，热量通过呼吸排出体外，保持她们的正常体温；而使用硬膜外镇痛的产妇呼吸较为平静、轻松，最终导致了体温的升高（子宫肌反复收缩产生的热量不能经过呼吸带到体外——译注）。发热本身对母婴不造成问题，但是新生儿体温升高有可能让医生怀疑是否患有败血症，进而进行全面诊断检查排除感染的可能。过去常用的新生儿脑脊液检查，现在已经几乎不再用了。一个血液样本检验就足以判定新生儿的健康状态了。此外，硬膜外镇痛的产妇所生孩子更可能接受预防性抗生素，然而这些孩子的感染率并不高于不用硬膜外镇痛的产妇所生的孩子[15]。

♀硬膜外镇痛会造成腰痛吗?

硬膜外导管去除之后，一些妇女的穿刺点局部可能会有疼痛， 但只会持续一两天。许多人会描述成一种泛泛的腰痛，而有人说产后数月，甚至数年都会有持续性的腰痛。

硬膜外镇痛通常被认为是这类腰背疾患的罪魁祸首，但是很多没有用硬膜外镇痛、全自然分娩的产妇，也经历了产后的这类腰痛，同样会在产后持续数月甚至数年。目前还没有发现硬膜外分娩镇痛和慢性腰痛之间有什么必然的联系。

研究显示

一项对硬膜外分娩镇痛是否与长期腰背痛有关的调查，调查了369位妇女后得出结论："用硬膜外分娩镇痛的产妇与用其他分娩镇痛形式的产妇比较，产后的慢性腰痛、残疾、运动受限的发生率没有区别。[16]"

♀腰痛是怎么造成的呢?

研究人员不是很清楚为什么，但是众所周知，怀孕期间激素的变化会让你身体的韧带软化，加之怀孕期间的身体重量的增加，你的腰部负担增加会造成腰痛。这种腰痛可能持续到产后很长时间。

不幸的是，你的这种腰部的负担在产后并没有减少：你一手抱着日渐长大的宝贝，一手搬运孩子的汽车座椅和推车，整天肩上还少不了一只装得满满的尿布袋。很多人认为，产后腰痛通常是照顾婴幼儿造成的，与分娩镇痛方式无关。

♀硬膜外镇痛延长了分娩吗?

一些产妇用了硬膜外镇痛后，产程大约减慢25分钟到1小时，特别是第二产程。其原因还不是很清楚；尽管如此，还是有许多的产妇还是情愿增加点无痛的产程，也不愿意“短痛”分娩。

研 究 显 示

最近一项研究调查了2 000多位产妇，大约有一半产妇用了硬膜外镇痛，一半用了其他药物镇痛。观察到，用硬膜外镇痛的产妇的第一、第二产程会长一些[17]。

♀硬膜外镇痛会增加器械助产吗?

产钳（产科医生用来协助小孩娩出使用的器械）的使用和母亲阴道、直肠撕裂伤有关。硬膜外镇痛的使用和产钳或胎吸（产科医生用来协助小孩娩出的一种吸引装置）助产率增加是有联系的，但这个联系的本质还不清楚。

产钳和胎吸助产通常用于因为胎儿胎位不正而卡在产道内的第二产程。目前还不清楚是因为硬膜外镇痛影响了子宫肌肉阻碍了胎儿转成正常胎位，还是胎儿开始就胎位不正，造成严重产痛，让她们更需要用硬膜外镇痛（与硬膜外和剖宫产的关系类似——译注）。

无论产妇是否用了硬膜外镇痛，使用产钳和许多因素有关，包括产科医生的个人习惯[18]。有产科医生喜欢用器械助产；他们使用器械助产的方法也有不同，有动作轻柔熟练的，不给母婴带来多少不良结果的，也有正好相反的。在这方面的研究，目前结论相互矛盾，一些研究显示两者有关系，另一些得出相反的结论。

腰硬联合阻滞和病人自控硬膜外镇痛是硬膜外镇痛中的两种较新的镇痛形式（详见本章后面），它们使用较小剂量的药物，在产程用力阶段会有更多的知觉，又能充分的缓解疼痛，可能会让产妇更容易用力，器械助产的可能性也会减少。

研究显示

一项有1 000多位初产妇参加，小剂量形式的硬膜外镇痛和传统硬膜外镇痛的对比研究发现：用小剂量的产妇比传统剂量的正常阴道分娩例数增加7%。得出的结论是："应用小剂量硬膜外分娩镇痛技术有利于产妇分娩。[19]"

一项新近的研究在比较了硬膜外镇痛与静脉麻醉镇痛后发现，用静脉吗啡类药物的产钳助产率是7%，而用硬膜外镇痛的是13%。然而，得出的结论是：产程中静脉哌替啶（度冷丁）镇痛和硬膜外镇痛都不增加产钳助产[20]（统计上没有显著差异——译注）。

另一个研究观察了一家医院12个月内产科临床实践的变

化。在其他条件不变的前提下，硬膜外镇痛分娩率从只有1%到1年后的84%。前后两次调查统计对比得出结论：“硬膜外镇痛分娩人数增加后，剖宫产、缩宫素的使用以及难产所致的器械助产都没有增加[21]。

我很口渴！硬膜外置管的忌嘴

医院产房内限制饮食是一项很普遍的措施。其原因是为了减少误吸呕吐物的发生。在某些紧急的情况下，你必须使用全身麻醉，误吸呕吐物会引起吸入性肺炎。在极其罕见的情况下，如果不能及时清除气道误吸物，会导致产妇的死亡。

现在，美国的许多医院开始允许产妇在产程中饮用透明饮料，比如一些果汁、清汤、茶、冰沙、果冻等。各家医院的规定不同，你最好了解一下所去医院产房关于产妇饮食方面的相关规定和细节。

研究显示

产程中允许饮用体育饮料例如佳得乐的产妇，和另一组严格限饮只给冰块的比较结果发现，产妇的呕吐率并没有差别。我们很容易从中推理出哪一组产妇会对预防脱水方案更加满意些[22]。

作为一个预防措施，那些剖宫产手术风险大的产妇，依然需要严格执行限制饮食。择期剖宫产术前要禁食禁饮至少6～8小时。

硬膜外镇痛与成功母乳喂养

使用硬膜外分娩镇痛对母乳喂养的成功率是否有影响的争议近来浮出了水面。无论生孩子用麻醉镇痛还是用药物镇痛，导致母乳喂养困难的因素各种各样。对硬膜外镇痛产妇的乳汁检验发现，乳汁中局麻药和吗啡类药物的含量非常低，即便是长时间的硬膜外镇痛，结果也是如此。

硬膜外镇痛分娩并没有影响小孩或母亲的母乳喂养能力。母乳喂养成功的关键与医务人员鼓励母乳喂养，大张旗鼓地宣教以及早期母婴直接接触更有关系。

研究显示

研究人员调查了171名6周前分娩的健康产妇，让她们描述母乳喂养的现状，包括母乳喂养过程中遇到的困难、解决的办法、支持和信息的来源和她们的满意度。其中，60%的产妇用了硬膜外镇痛分娩，其中的72%全部母乳喂养，20%的是混合喂养。研究者认为："我们无法证明产后6～8周内母乳喂养成功与使用硬膜外镇痛分娩之间存在互联关系。在一家广泛推广母乳喂养的医院，没有发现硬膜外镇痛分娩用的局麻药和吗啡药妨碍到母乳喂养的成功率。我们建议那些发现硬膜外镇痛分娩使母乳喂养率下降的医院，要重新审议产褥期护理措施（母乳喂养是产褥期护理的一部分——译注）[23]。

除此之外，意大利最近的一项1 900名阴道分娩产妇的研究发现，产程中不论有没有用硬膜外镇痛，出院时母乳喂养的人数没有差别[24]。

腰硬联合阻滞

腰硬联合阻滞很快成为分娩镇痛普遍采用的技术。除了传统的硬膜外镇痛外，越来越多的医院开展腰硬联合阻滞分娩镇痛。

什么是腰硬联合阻滞？它如何镇痛？

为了提高产妇对分娩的满意度，腰硬联合阻滞应运而生。腰硬联合阻滞缓解疼痛的方法也称为“可行走的硬膜外镇痛”或“小剂量硬膜外镇痛”。腰硬联合阻滞把硬膜外和腰麻缓解疼痛的方法融合为一体，以达到分娩镇痛的目的，腰麻镇痛通常在2～3次宫缩之内迅速起效，而硬膜外镇痛能在余下的产程中持续镇痛。腰硬联合阻滞可以提供足够的镇痛效果，让你感觉舒适，同时可以自己在产床上随意改变体位，从床上移到椅子上，甚至在他人的协助下在待产过程中行走。

它是怎么做的？感觉如何？

腰硬联合阻滞与硬膜外穿刺的程序是类似的，只是外加一个步骤：一旦硬膜外穿刺针到位，用另一根细长的穿刺针通过那个已经到位的硬膜外穿刺针内刺入脊髓腔，把药物直接注入脑脊液中，作用在你脊髓腔内的神经和脊髓。因为那根细长的穿刺针是从硬膜外穿刺针内通过的，不需要另外的穿刺，自然也就不会引起额外的疼痛了。

用于腰硬联合阻滞的药物

腰硬联合阻滞使用的药物与传统硬膜外镇痛药物是一样的——由一种吗啡类药物和一种局麻药组成的，只是药量更小。虽然剂量小了，但起效迅速，也非常有效。这是因为药物直接注射到脊髓腔内，而脊神经就在其中。而硬膜外镇痛是把药物注射在脊髓腔外边的。

腰硬联合阻滞使用时机

腰硬联合阻滞的使用时机与硬膜外镇痛的相同。腰硬联合阻滞使用的增多，对愿意在产程后期使用硬膜外镇痛的麻醉医生产生了很大影响。不同医院、不同的医生对这个问题的处理会是不同的。

腰硬联合阻滞起效后，你会有什么感觉？

用了腰硬联合阻滞，你会感觉更舒服，稍微有一些疼痛，甚至完全无痛。产妇能够感觉到宫缩，但痛觉已经完全被药物控制了。胸部以下，没有感觉，完全麻木，和传统硬膜外镇痛类似。因为腰硬联合阻滞使用的药量更少，你双腿仍然可以活动，可以舒服地坐起来，甚至在别人的搀扶下行走。

腰硬联合阻滞注入脊髓中的药物作用大约在90分钟后逐渐消除。如果你还没有完成分娩，继续需要缓解疼痛，硬膜外腔给药就能让你继续保持无痛感。

你知道吗

用腰硬联合阻滞的产妇比标准硬膜外镇痛的满意度更高[25]。

你爱人能做什么？

和用硬膜外镇痛一样，疼痛的消失并不意味你爱人不再扮演重要的角色了。实际上，一旦你感觉舒服之后，他能更好地帮你在床上换体位，帮你下床，搀扶你四处走动。

选择腰硬联合阻滞的理由

☺ 腰硬联合阻滞有即刻镇痛效果；

☺ 待产中你能有更大的活动度；

☺ 你可以在产程中疼痛减轻，肢体不会完全麻木。

腰硬联合阻滞的不良反应

腰硬联合阻滞的不良反应和传统硬膜外镇痛一样，包括血压下降、瘙痒，特别是面部瘙痒、恶心、呕吐。用药可以减轻或预防这些症状的发生。

腰硬联合阻滞的优点

☺ 腰硬联合阻滞能非常好地解除分娩早期（宫颈扩张2～3厘米）的疼痛，别的方法通常无效；

☺ 腰硬联合阻滞特别有利于产程后期需要镇痛的产妇，它能迅速地消除疼痛又不影响下肢活动和用力；

☺ 总体上，腰硬联合阻滞比硬膜外镇痛使用的药物少，进入胎儿体内的就更少；

☺ 不愿静脉用药或用镇静药物疗效不佳的产妇可能会喜欢腰硬联合阻滞的；

☺ 如果需要急诊剖宫产，腰硬联合阻滞的硬膜外置管能作为手术麻醉的给药途径完成手术，避免全麻；

☺ 腰硬联合阻滞中的硬膜外置管能满足你整个产程中的镇痛需要，时间不限，药物剂量也可根据产痛剧烈程度调整；

☺ 腰硬联合阻滞后感觉不是完全消失，更容易转动、翻身、下蹲，更能用力、也更有效。

腰硬联合阻滞的局限性

尽管与传统硬膜外镇痛相比你的活动能力好一些，但实际上你还是不能到处走动的。其中的原因很多：你的双腿没有足够的力气，或在产程中感觉不是很好、不愿下床，或是所在的医院处于责任的考虑，相关的制度常规禁止产妇的这类下床活动。

腰硬联合阻滞的禁忌证

☹ 你有凝血异常的病史，或正在服用影响血凝的药物。你应该在产前和产科医生或麻醉医生讨论这个问题；

☹ 你有某些神经系统疾病；

☹ 你做过腰背部的手术；

☹ 生孩子期间，你不想用比淋浴喷头科技含量更高的产品（你不想用是用不着找借口的——译注）。

在硬膜外穿刺针到位的情况下，麻醉医生不能将药物准确注射到位的可能性仍有约5%。这并没关系，这时仍可以使用硬膜外镇痛。

研究显示

对1 532名健康孕妇分娩的研究得到以下结论："与初产妇相比，麻醉医生更喜欢为经产妇用腰硬联合阻滞。对于分娩比较疼痛的或者处于产程后期的产妇，腰硬联合阻滞的使用更为广泛。腰硬联合阻滞的瘙痒不良反应比硬膜外镇痛多。两组在分娩方法上（阴道产和剖宫产）没有差别[26]。

对2 000多名腰硬联合阻滞镇痛产妇的一个回顾性研究得出的结论："与硬膜外镇痛相比，腰硬联合阻滞能产生更快更有效的镇痛效果，产妇的满意度也增加。两者在产钳助产率、产妇并发症率、穿刺后头痛发生率、剖宫产率、新生儿危重病房入住率等几个方面没有差别。腰硬联合阻滞产妇发生瘙痒的人数相对增多[27]。

病人自控硬膜外镇痛

你知道吗

病人自控硬膜外镇痛在美国越来越广泛地使用。研究表明：让产妇自己控制药物能减少用药的剂量，达到相同的镇痛效果。

什么是病人自控硬膜外镇痛？它如何镇痛？

如果硬膜外镇痛是所有分娩镇痛药物中的“凯迪拉克”，那么病人自控硬膜外镇痛就是将“凯迪拉克”的方向盘交到了你的手里。病人自控硬膜外镇痛是硬膜外腔导管与一种特殊的调节泵连接，这种泵由麻醉医生按程序设置，让你在分娩期间能有适量的镇痛药物从泵中释放出来。医生将这个泵的控制手柄交给你，你通过按压按钮来控制保持你舒适所需要的药量。这种镇痛泵的最大优点是，你能根据自己产痛的程度来调整和控制给药的剂量。

许多研究表明：和传统硬膜外镇痛相比，产妇自己控制镇痛药物剂量的方法，减少了药物使用的总量。

不用担心药物过量问题。自行给药的总量不是无限的。其实，你只能给自己由麻醉医生预设的量。这种精密的时间设定是由泵内的锁定装置实现的，能保证不过量给药。

病人自控硬膜外镇痛常常是以持续小剂量贯穿产程，帮助你维持良好的无痛状态。它像传统的硬膜外镇痛一样，能够减轻或者消除产痛。一般来说，它比传统的硬膜外镇痛给药量少，镇痛效果佳，能达到轻微疼痛或完全无痛的程度。一旦启用，它会在15～20分钟内起效。

它是怎么做的？感觉如何？

它和硬膜外镇痛管理完全相同。产妇需要病人自控硬膜外镇痛时，麻醉医生或护士会详细介绍它的工作原理和具体使用方法，让你能非常自在地自己操作这种镇痛泵。

对了，还有一点没说
（算是"外卖"带回家吧）

用病人自控硬膜外镇痛缓解疼痛的产妇，使用的镇痛药物往往比传统硬膜外镇痛的少。一份新的研究表明，即便都是用很小的药量，病人自控硬膜外镇痛用于分娩镇痛的药物剂量比传统硬膜外镇痛更少[28]。

病人自控硬膜外镇痛的感受如何？

一些产妇发现自己的满意程度随着自己控制产程中的舒适度的增加而增高。有些产妇关注能否给自己足够的镇痛药保持舒适，还有的为自己是否给药过量而担心，护士和麻醉医生会常规地查房以确保有足够的药量有效地缓解疼痛，特别是随着产程的进展，疼痛会越来越剧烈，缓解疼痛的最好办法就是持续不断地给自己所需的镇痛药，不应该有任何保留。否则，你试图减少用药量时，一旦宫缩加频加紧，疼痛加剧，再加药控制疼痛会是很困难的，用药量通常反而会更大。

像硬膜外镇痛一样，在孩子生下来之前，你和你的胎儿需要密切监护。你会带上两根腹带，连上监测胎儿心跳的胎心监护仪和监测宫缩的动态宫缩描计仪。病人自控硬膜外镇痛可以一直用到你和医生都认为不再需要镇痛为止，包括产后早期，甚至到你改用口服镇痛药以后，才去除腰背部的导管，让你在产程中自始至终没有一点疼痛的经历。

用于病人自控硬膜外镇痛的药物

应用的药物与硬膜外镇痛相似，少量局麻药和吗啡类药物，只是剂量更少些。

病人自控硬膜外镇痛的使用时机？

它其实是硬膜外镇痛的一种，因此和传统硬膜外镇痛一样，病人自控硬膜外镇痛可以在第一产程的任何时候开始使用。

病人自控硬膜外镇痛的优点

☺ 产程中的控制感是心理情感上的优势，能增加你对生孩子的满意度；

☺ 用药量比与常规硬膜外镇痛少；

☺ 你可以随时根据需要增加给药剂量，不需要等待麻醉医生；

☺ 它是唯一的一种可以根据你自己的产痛程度增减药量的镇痛方法，既避免用药过量又避免镇痛不足；

☺ 它通常可以让你有更大的活动度，让产妇有可能在别人的帮助下下床走动；

☺ 镇痛又快又好，一般只需15～20分钟就能起效。

病人自控硬膜外镇痛的局限性

最明显的局限性是，不是每个医院都提供自控硬膜外镇痛。

病人自控硬膜外镇痛的不良反应

它的不良反应和前面谈到的传统硬膜外镇痛相同。

你爱人能做什么？

你爱人能帮助你熟练使用镇痛泵，并在疼痛不再是问题以后满足你其他方面的需要。但是，镇痛泵只能由你自己控制，即使他非常喜欢摆弄小装置，他也不会被允许来操纵的。

虽然这是一种分娩镇痛的新方法，但对它的临床应用已经有了大量的研究，其安全性是没有问题的。

研究显示

最近的一项研究发现“病人自控硬膜外镇痛，相对于传统硬膜外镇痛来说，不太需要额外的麻醉干预（加量），她们的局麻药用量少，运动阻滞（麻木）轻。[29]”

你应该向医院询问的五个重要的有关麻醉的问题

生孩子过程中的麻醉是一项需要重点考虑的问题。不管你计划好了用药物镇痛，或者还没有决定，了解和权衡一下你能得到的各种镇痛方法，是非常重要的。你应该向所选医院的麻醉医生问这样五个问题：

1. 产房是否有专责的麻醉医生或者麻醉护士，他们是否还需要负责整个医院的其他麻醉工作（比如，手术室、危重病房、全院的紧急呼救等——译注）？

2. 医院有哪种类型的硬膜外镇痛？有联合腰硬、病人自控硬膜外镇痛吗？

3. 医生（或医院）有关于什么时候用硬膜外镇痛的规定或临床指南吗？能根据产妇需要灵活掌握吗？

4. 昼夜都有麻醉医生在医院，还是在家值班？这涉及你多快能得到他们专业服务。一个一周每天24小时值班、但不在医院可随叫随到的麻醉医生，很可能在你最需要的时候不能为你提供快速服务。（美国大医院的麻醉医生都是一周每天24小时院内值班的，有些小医院则只有住在家里的麻醉医生值班，也有的是手术室麻醉医生兼管的——译注）

5. “我能在去产房前见到麻醉医生吗？”这也许是你分娩准备的一部分，但医院不一定常规安排麻醉医生和产妇见面，你可能需要自己主动提出这个要求。

医务人员对病人自控硬膜外镇痛的观点

北卡罗来纳州杜克大学妇产科麻醉主任：霍利·缪尔医生

自1992年以来，我们的产妇就用上了病人自控硬膜外镇痛。产妇真的喜欢这种能让她们自己控制的镇痛方法。大部分产妇在孕妇学校得知在分娩中有这种方法，都希望能用上这种带按钮的硬膜外镇痛装置。

护理人员也喜欢将病人自控硬膜外镇痛授权给产妇，让她们更多地控制自己生孩子。我们医院的产妇能自己选择病人自控硬膜外镇痛的时机，麻醉医生会随后为她们安置病人自控硬膜外镇痛装置并提供使用说明。

产妇对硬膜外镇痛的评价

两个孩子的母亲，生头胎时用了导乐和硬膜外镇痛，生第二个孩子用了硬膜外镇痛的：劳拉·克里顿

为什么用硬膜外镇痛？

“我生第一个孩子时，我想用导乐分娩关怀全自然分娩，用呼吸技巧控制疼痛。我是一个歌剧演唱家（也练过瑜伽），知道呼吸配合的重要性。但是呼吸技巧没有在镇痛上帮多少忙，经过了一段漫长的产痛之后，决定用硬膜外镇痛。回想起来，我是要证明给自己和导乐看——我是可以全自然分娩的，但这有什么意义呢？”

你爱人是怎样介入的？

“丈夫是我的按摩师！ 他很支持我，不管是全自然分

娩，还是我改了主意用硬膜外镇痛。他也是个麻醉医生，但不在产科工作。”

你会再选硬膜外镇痛吗？你会把它推荐给别人吗？

“那还用说。我生第二个孩子时用了硬膜外镇痛，我觉得没必要考验自己能忍受多少疼痛，只要有个健康的小孩就行。我毫不犹豫地用了硬膜外镇痛。硬膜外镇痛让我能加入这个“生日聚会”，我知道只会感到压力不会有疼痛，我能清清楚楚洞察到周围发生的一切。我能感到每一次的宫缩，知道什么时候用力。我认为每个女性都应该根据自己的想法和需要，决定是否用硬膜外镇痛。”

你认为疼痛的减轻会增加你生孩子的满意度吗？

“是的，特别是生第一个孩子，要是不那么痛就更好了。在生第一个孩子的时候，我真应该早一些用镇痛药。”

一个孩子的妈妈，分娩中选用了硬膜外镇痛的：珍妮·克龙

你为什么用硬膜外镇痛？

“为了有一个愉快的生孩子经历，我要疼痛越少越好。”

它像你所期盼的吗？

“我没有意识到，在用力的时候还会这么不舒服。用了

硬膜外镇痛之后，一切都挺好的，不再感到宫缩痛了。开始用力前，医生给我减少了药量，镇痛作用减弱，用力时就很疼。”（有产科医生很怕硬膜外镇痛会影响产力而减用镇痛药，研究结果不支持这种想法——译注）

你用过其他减痛镇痛措施吗？

“没有。”

你认为镇痛会影响你生孩子的满意度吗？

“我确确实实认为疼痛的缓解有助于我有一个更满意的分娩经历。我没有经历太多的产痛，但是我想严重的产痛会带给自己更多的是创伤，就谈不上什么满意了。”

两个孩子，两次用硬膜外镇痛的妈妈：伊丽莎白

你为什么用硬膜外镇痛？

“为了控制产痛，我对生孩子的疼痛很害怕。”

它像你期待的那样吗？

“我不知道自己期望什么样的效果，只是很紧张。头胎生孩子，出现了一些并发症，最终用了产钳助产。硬膜外镇痛真是个上帝的天赐，孩子生下来的时候，我没有感到一点点痛。我第二次的故事就不一样了。硬膜外镇痛只对我的半边身体起作用，我知道这偶尔会发生。麻醉医生作了调整，结果我的一半什么感觉都没有了，像个沙袋；而另一半却什

么都能感觉到，让我很难用力还很疼。麻醉医生因为忙着处理其他产妇没能再回来。那次感觉不是很好。”

你爱人做了点什么？

他帮我控制呼吸和集中注意力，支持帮助我，给我许多正面的反馈和鼓励，像“你做得很好”之类的。我很高兴他能和我在一起。

你会再选用硬膜外镇痛吗？会把它推荐给别人吗？

“我会推荐学好控制呼吸（要是没有别的这能帮上忙，它至少能帮你集中注意力）。我会推荐尽早用硬膜外镇痛。”

你认为镇痛会影响你对分娩的总体满意度吗？

“我想生孩子满意与否不是完全由你控制的。我对第二次更满意，因为是我自己把女儿娩出的（第一次分娩用的是产钳助产的）。但我还是认为，在一定程度上疼痛越少分娩经历就会越满意。还有，我不想要那些把自己搞得昏昏沉沉的东西，记不得自己生孩子的经过，甚至都不知道自己是谁的那种经历（口服、肌注、静脉镇痛镇静药，见下一章——译注）。”

一个孩子的母亲、正怀着第二胎的：艾米·佛德

你为什么用硬膜外镇痛？

“我有先兆子痫，得引产。我的宫颈口是完全关闭的，

引产前一天开始用药催熟宫颈。我被半夜剧烈的疼痛唤醒，用了点哌替啶缓解了些，让我能在引产前多睡上了一会。宫颈扩张到1厘米后，用上了缩宫素。宫颈到了5厘米时，强烈的、不间断的宫缩痛让我喘不过气来。于是要求了硬膜外镇痛。不能想象没有它，我的产程怎么能继续下去。”

硬膜外镇痛有效果吗？

“效果太神了！比想象的还要好。我真的很幸运有这么一个选择。我仍能感到子宫的一紧一松，但那可恶的剧痛消失了。产后，我感觉很不错，都不需要什么止痛药。”

爱人帮着你了吗？

“绝对没用，这是我的痛，他爱莫能助。一旦疼痛控制了，我们俩才放松下来，能最终将注意力集中在分娩上了。”

你会再用硬膜外镇痛吗？会把它推荐给别人吗？

“我肯定会再用硬膜外镇痛的，我只是希望下次早点用。至于是否推荐给别人——可能不会。镇痛是个人的选择，你最好是在学习研究过所有的可选方案后自己决定。我有不错的经历，并不意味着别人也会有。我很高兴自己所做的选择，但并不等于我得为这做义务宣传。”

第五章

帮你减轻点疼痛

——减轻（不是消除）产痛的药物

减轻分娩疼痛的药物已经用了几个世纪了。现代镇痛药可以减轻一些妇女的产痛。但一般来说，想减少产痛的妇女应该清楚，任何其他药物镇痛都没有各种形式的硬膜外镇痛来得有效。药物的静脉、肌内注射不像硬膜外镇痛，母亲或孩子会有一些其他方面的问题，常常是讨厌的不良反应。不用硬膜外镇痛的产妇，在注射镇痛药后，可以缓过点劲来继续对付产痛，同时实现她们不想用硬膜外镇痛的目标。

这些镇痛药对你和新生儿的影响，取决于药物的类型、剂量以及给药时间和时机。接近出生时给药，对于新生儿的影响通常比较明显，因为新生儿没有时间来代谢这些药物。

在这一章我们会讨论：

- ✓ 用于分娩期间最常见的现代镇痛药物；
- ✓ 病人自控镇痛泵；
- ✓ 尾骶阻滞镇痛；
- ✓ 氧化亚氮（笑气）（在英国广泛，但美国不多见）。

镇（止）痛药物

硬膜外镇痛是分娩过程中缓解疼痛的最有效形式，但不是所有能接受镇痛药的产妇都会接受硬膜外镇痛的。

39%～56%在美国医院生孩子的孕妇使用吗啡类药物（下简称吗啡药）（静脉或肌注）。很多使用这类药物镇痛的产妇也会要求硬膜外镇痛[1]。

选择镇痛药物分娩的原因

☹ 你想试试非药物的自然分娩，但你的分娩比预期的

（或你医生描绘的）要疼得多，需要稍微帮点忙来对付疼痛；

- 你已经决定使用硬膜外镇痛但无法马上到位；
- 你不想用硬膜外镇痛，但又想在产程中有点“现代化”，用点现代镇痛药物，暂时缓解一下疼痛，能让自己养精蓄锐；
- 因医学上的某种原因，你不能用硬膜外镇痛。

不选择镇痛药物分娩的原因

- 你不想用任何药物，只希望通过使用非药物性缓解疼痛的方法来对付产痛；
- 生孩子过程中，你要百分之百的清醒，不要糊里糊涂或脑袋昏昏沉沉的。

镇痛药物与硬膜外镇痛的对照

研究显示：相对于硬膜外镇痛，静脉或肌内注射镇痛药物不仅在缓解疼痛方面没有那么有效，而且在产程的各阶段中，与缓解疼痛有关的病人满意度也降低，这往往是由于药物的那些讨厌的不良反应引起的[2]。

用在分娩镇痛的药物有几种不同的给药方法，主要取决于所给的药物种类、你的偏好、你所去医院的具体情况。一般来说，镇痛药物是由产科医生、麻醉医生或助产师处方、护士或助产师（士）给药的。

多数情况下，镇痛药物是通过手背或手臂上的静脉注射的。产妇通常有静脉留置针保证你产程中不脱水以及有足够的循环血容量。它的好处还在于，你只需要扎一针，药物就可以通过盐水袋或针管、输液管进入你体内，不需要重复扎针。不方便的是，连上吊针后，想要在产程中走动，你得带上吊瓶和盐水架。要是你不想静脉留置、吊瓶，就得在手臂、大腿、臀部等处反复肌内注射许多镇痛药物，这是一个不用静脉扎针的、简单的给药方法，但止痛效果不是立竿见影的。请务必注意你要去医院了解有关静脉留置方面的规定（有的医院规定每个住院的产妇必须静脉留针——译注）。

肌注镇痛药需要多达45分钟才能取得最佳效果，而静脉给药，通常只需5分钟就能够感觉到疼痛的减轻。

有些医院提供病人自控镇痛泵，这是一个自我控制的、通过静脉给药的系统，上面带一个按钮可让你自己给药，不需要每次叫护士。病人自控镇痛泵在医院已经用了40多年了，但在产科流行起来还是最近的事。和硬膜外自控镇痛泵类似，这种镇痛装置，能让你自己控制你的药量和给药的时间。该泵编制了一些常用镇痛药的特定剂量，内带一个安全装置，能够防止你意外地过量给药。

用了镇痛药，你爱人能做什么？

☺ 继续精神上的支持；

☺ 帮你上下床，至少帮你进出洗手间；

☺ 鼓励你继续下一阶段的产程；

☺ 触摸、按摩或抚摸，怎么舒服怎么来。

你休息的时候，你爱人也应该休息一下——你们俩下阶段都要出大力呢。

产程中使用吗啡药是不会让你上瘾的。

现代分娩镇痛的药物种类

给产妇用药的种类、数量、方式，因你的产程、你的喜好、你医生的喜好的不同而不同。有多种不同的药物来缓解疼痛，它们大同小异，都是吗啡药，通过一样的作用机制来减轻疼痛：通过刺激大脑和脊髓的疼痛受体。镇痛药物的功效（和它们可能产生的不良反应）主要是取决于给药的数量，并非具体的药物[3]。

每个产妇个体对这些药物的反应是不同的。许多产妇用药后有不良反应，也有产妇没有。疼痛缓解的程度也因人而异，有人在用了镇痛药物后产痛大大减轻，另一些又说用药后依旧疼痛难忍。

你随时可以改变主意

镇痛方法的选择，是随时可变的。即使你已经决定在后面的产程中用硬膜外镇痛，产程早期还是可以用许多这类药物的。

产程中最常用的药物类别

除非你想成为一名药剂师，否则你是不用也记不住产科中每种药物的名称和特点的。为了你学习镇痛药物过程的“无痛”，我们列出分娩中最常用的药物，直截了当地说说它们会怎么影响你和新生儿的。

首先，一进产程，有许多不同类型的药品可供选择。镇静药物能让你轻松逍遥些，但管不了你的疼痛；镇痛药物，或吗啡药会帮你缓解点疼痛；局部麻醉药物（局麻药）在注入的局部区域产生麻木感（类似牙医给你上的那种麻药）。

镇静药物

镇静药物能够引起放松、让你充满睡意。它们不是镇痛药，对痛没有用，只是解决你产程开始时的紧张或焦虑，有助于你休息或睡觉。这一类药物影响你的全身包括你整个的中枢神经系统，而不是只影响某个局部。用在产程中的镇静药，多在口服后1小时、肌注后30分钟左右达到最佳效果。

♀什么时候可以用?

镇静药物常常用在产程开始阶段，解决你的紧张或休息不好。医生甚至会让你带着药回家，让你好好休息、睡觉，到了产程进展加快再返回产房。

♀产程中用镇静药物的好处

这些药物会减少你的焦虑，有助于放松、休息，增加你产程早期的舒适感。

♀用了镇静药物后的感觉如何?

镇静药物很可能让你感到困倦、放松，也有可能有点头昏眼花、头重脚轻，目的是让你打个盹或休息得舒服些。但一般不主张用的时间太长，主要是尽可能让你保持活动，尤其产程的早期。只有在你非常不舒服，坐立不安，好多个小时没休息了，才考虑帮你一下。镇静药物所提供的休息一般不会阻断已经启动的产程，事实上，是让你更有力气完成余下的产程。

♀分娩中常用的镇静药物

司可巴比妥

是一种持续效果较短的药物，促进放松和休息，通常是口服的，也可肌注。

地西泮（安定）

作用类似于司可巴比妥，不能缓解疼痛，但能减少点焦虑，还会对某些妇女产生轻度的遗忘效应。

♀镇静药物的不良反应

对你：

可能会遇到以下某些反应：头晕、恶心、呕吐、嗜睡、心率减慢，也可能没有任何反应。

对你的小宝宝：

单剂量产程早期使用镇静剂，新生儿的药物不良反应概率是非常小的。但如果胎儿在妈妈使用药物后没多久就出来了，产生不良反应的机会就会很大。合用吗啡药，问题会更大。主要是新生儿出现困倦、心率、呼吸减慢。有些可能还会出现开始阶段的母乳喂养困难，或者不容易保持正常体温。

镇痛药物

镇痛药物又称为吗啡药或阿片药，来自罂粟植物。这类药物可以降低疼痛强度，但不影响宫缩，很容易越过胎盘进入胎儿血中。

♀什么时候可以用?

在第一产程活跃期开始之前，可以选用镇痛药物加上镇静药物，减轻你的疼痛和缓解你的紧张以便克服分娩早期的困难。有部分产妇在硬膜外镇痛之前选择这类药物，其使用最多不超过两次。

♀产程中用镇痛药物的好处

虽然镇痛药物不能百分之一百消除产痛，但你的舒适度是可以显著改观的。如果你不要用或不能用硬膜外镇痛，使用这类药物可以减少你的早期产痛，直到你小孩出生之前为止。

♀用了镇痛药物后的感觉如何?

你应该感到每次宫缩后疼痛强度减轻。许多产妇会有一种解脱的感觉。你可能会有点昏沉沉，头重脚轻，白日做梦似的；有人说有欢快感；也有人感到失控，尽管产痛大大地减轻了，但不喜欢脑袋昏沉沉地弄不清自己孩子出生的情况。

♀分娩中常用的镇痛药物

哌替啶

这是世界上用得最广泛的分娩镇痛药物[4]。静脉注射后5分钟、肌内注射后45分钟起效。镇痛效果通常持续2.5 ~ 3小时。用药后常常出现恶心，所以通常合用止吐药来预防这一不良反应。

它最好在孩子出生前4个小时以前用。但是，产程是不可预测的，它并不总是按计划进行。母亲在新生儿出生前2 ~ 3小时内用哌替啶的，新生儿的呼吸抑制（呼吸困难）增多[5]。药物或它的分解产物（称为代谢物）在出生后大约一天半的新生儿血液中仍有可能测到。

吗啡

吗啡用于分娩镇痛已经一个多世纪了，吗啡和哌替啶持续时间几乎一样长，它们是非常类似的药物。吗啡常用静脉注射，也用于肌注，剖宫产时还有用硬膜外导管给药的。静脉注射3 ~ 5分钟，肌内注射20 ~ 40分钟后起效。一般可以持续几个小时，效果取决于产程的进展以及产妇如何对付产痛。它可能会引起瘙痒、便秘、恶心、嗜睡及视力模糊。

吗啡可迅速穿过胎盘，母亲分娩中用了吗啡的新生儿可能会有呼吸抑制。吗啡的作用大小取决于母亲用药的剂量和新生儿的体重[6]。

芬太尼

这种合成吗啡药静脉推注后5分钟见效，持续45分钟。它从来不用肌注。有研究显示，它引起恶心、呕吐的机会比哌替啶少，新生儿用纳洛酮（用以对抗吗啡药的作用）的需要也少[7]。

纳布啡和布托啡诺

它们都是吗啡药，在产房里常作镇痛之用。与其他吗啡药的作用类似。大剂量给药后，对新生儿呼吸的影响比其他吗啡药少。静脉给药后，2～3分钟内起效；肌内注射后，15分钟发生作用。镇痛效果可以持续3～6小时。

用药后的恶心、呕吐比哌替啶少见，头晕和嗜睡的不良反应较为严重[8]。有些产妇说，用了这两种药后感觉轻松了，但没有体会到疼痛减轻。它们也同样能通过胎盘，可能会导致新生儿的昏睡。

♀镇痛药物的不良反应

对你：

你可能在产程中遇到以下不良反应：头重脚轻、恶心、呼吸减慢、瘙痒或排尿困难，它们通常会持续到药物作用消失为止，吗啡药可能还会引起几天的便秘。但也可能什么不良反应也没有。

对你的小宝宝：

对你小宝宝的不良反应可能会有所不同。健康小孩有能力代谢越过胎盘进入他们血液的药物，而早产儿的这种能力没有发育完全。母亲少量用药后，通过胎盘的剂量对新生儿的不利影响是不多见的。但是一定剂量以后，新生儿会出现呼吸抑制（呼吸功能抑制），可能需要密切监测或用纳洛酮来对抗不良反应。有些新生儿的母乳喂养开始可能也会不太顺利[9]。

纳洛酮用于产后即刻给新生儿（不是母亲）阻止吗啡药的不良反应。小孩呼吸抑制的可能性是取决于母亲分娩时候用药的剂量和时间。剂量越大、越接近小孩出生，新生儿呼吸抑制的可能性就越大。

研究发现，如果母亲产程中使用镇痛药物，新生儿可能会出现产后神经行为方面的问题，通常见到的是新生儿肌肉张力减低和早期喂养困难。

局部麻醉药物

局部麻醉药物（局麻药物）是通过直接注入身体需要感觉麻木的部位来缓解你的疼痛的。它们不是全身给药的，不会影响包括大脑在内的整个神经系统。局麻药物最常用在外阴区域（也称为会阴）局部注射，以减轻会阴侧切（一个有争议的手术，是产科大夫为了防止外阴撕裂，帮助胎儿娩出所采用的方法）时产生的局部疼痛。注射后会产生外阴区域的麻木。下面会谈到的，有一种替代硬膜外镇痛的第二产程末局麻镇痛方法，称为阴部神经阻滞（也用局麻药物）。还有一种已经不大用的方法，称为宫颈旁阻滞，把局麻药物注射到宫颈旁组织来减轻疼痛。

♀分娩中常用的局麻药物

利多卡因和氯普鲁卡因是阴部神经阻滞时最常用的两个局麻药。

阴部神经阻滞

这种神经阻滞是把药物注射到阴道壁内，多用来减轻产钳助产带来的不适。听起来有点可怕，其实不会有太多的痛苦，在孩子出来的时候，它能产生阴道直肠区域的麻木感，减轻疼痛。阴部神经阻滞不影响子宫收缩，也不会缓解宫缩痛。可以单独使用，对那些不想在产程中用其他药物的产妇，也是一种镇痛选择，但只能在产程后阶段有效。

这种类型的局麻可以用在分娩的用力阶段，它会让会阴区麻木，但不会影响你的产力。要是胎头在产道中下降太低，这种阻滞是不能用的。

阴部神经阻滞后的感觉会怎么样

你不一定会感觉得到阴道内的注射。你会继续感到自己的宫缩，但阴道直肠区域的疼痛减轻，有可能在最后阶段无痛地生下孩子。

什么时候可以用阴部神经阻滞？

第二产程的任何阶段都可以。注射后1～30分钟生效，可以持续大约30分钟到3～4小时，取决于给药数量和浓度。

♀局麻的优点

不用硬膜外镇痛就能止痛。

♀局麻药物的不良反应

对你：

局麻药物的不良反应是罕见的。很像通常牙医注射后的麻木感，很少有严重的不良反应。

对你的小宝宝：

这类止痛方法很少或不影响胎儿，但在极个别情况下，胎儿的心率可能会在阴部神经阻滞后减慢。

氧化亚氮

氧化亚氮吸入普遍用于英国的分娩镇痛，但在美国不常用。

氧化亚氮是一种无味、无臭的气体，通常和氧气混用，通过面罩或口含件（以下通称吸入器——译注）吸入。目前尚不清楚到底氧化亚氮是如何减轻疼痛的。通常使用的结果是减轻疼痛，或者继续感到疼痛但不“痛苦”。

几乎每家英国的医院产房都有氧化亚氮。而在美国，氧化亚氮（笑气）常常只在牙科诊所见到，没有在分娩镇痛上流行起来。

♀它是如何使用的？感觉如何？

护士或麻醉医生会教你如何使用吸入器。吸入的时候，吸入器不是紧贴你脸上的。这是出于安全考虑，防止吸入太多氧化亚氮。当你昏昏沉沉的时候，自然就拿不住吸入器。

为了让氧化亚氮起作用，你得把吸入器放在脸上，在下一次收缩开始前深呼吸。它需要30～60秒钟发挥最大效用，所以你应该在每个宫缩前30秒钟或者一感到宫缩时，就开始吸气镇痛。

产妇吸入氧化亚氮后，会产生一种说不清楚的感觉，一方面还是感觉到疼痛，但似乎又不难受，还有点幸福感。所以，一些产妇仍然会有产痛，但这种气体让人产生一种感觉：“宫缩疼吗？谁在乎呢？”

♀使用时机

如果你是在为数不多的用氧化亚氮的美国医院生产，可以在产程的任何阶段选用。

♀氧化亚氮的优点

☺ 你可以自己控制给药的频率和剂量；

☺ 起效迅速（不到1分钟就有止痛效果）；

☺ 如果你不想用硬膜外镇痛或其他镇痛药，氧化亚氮可以减轻你的产痛，实现你的既定目标；

☺ 氧化亚氮足够让产痛缓和些，作为硬膜外镇痛前的止痛办法；

☺ 一停止吸入，马上就感觉不到它的作用。

♀氧化亚氮的局限性

☹ 它可能无法完全有效地缓解疼痛；

☹ 可能有头重脚轻，“轻飘飘”的感觉；

☹ 有人不喜欢自己给药，也不喜欢面罩在脸上的感觉；

☹ 气体会让你感到晕眩或昏睡；

☹ 在产程中长时间用，很累；

☹ 一停止吸入，马上就没有作用。

♀氧化亚氮的不良反应

对你：

☹ 气体会引起恶心和呕吐；

☹ 很少发生，但如果吸入太多可能会导致意识丧失。

对你的小宝宝：

😐 没有发现影响新生儿的不良反应。

♀医务人员的看法

我们分别列出了美国和英国麻醉医生的观点，前面提到氧化亚氮在英国广泛使用，你可能想听听两边各自的观点。

加州大学旧金山分校的麻醉医生：马克·罗森医生

“氧化亚氮（在分娩镇痛中）发挥了重要作用，我觉得它在我过去20年的临床实践中非常有用。我相信，就像吗啡药一样，产痛似乎是相同的，但产妇变得不在乎了。你可以把氧化亚氮看作病人自控吸入镇痛。它的成功要素是赋予了产妇镇痛的自我控制。

有时，用氧化亚氮好像是硬膜外镇痛前的“开胃小吃”（西餐的第一道菜是开胃小吃——译注）。我从来没有认为这是一个可以取代硬膜外镇痛技术的药物，但我发现它对有些妇女非常有效，特别在第一产程结束，或者在第二产程（用力阶段）。”

伦敦夏洛特女王医院麻醉医生：费利西蒂·普拉阿特医生

“我很喜欢用氧化亚氮的分娩镇痛。我认为，它对经产妇和初产妇在等待硬膜外置管的时候很有用。除了缓解疼痛，有些产妇确实喜欢‘笑气’的效果。实际上，我碰到一对夫妇，她每次宫缩时自己吸，宫缩之间给她爱人，真是‘有难同当，有福共享’。

这种方法的缺点是：它很累人，特别是长时间使用，你还得估计好时间才能让它发挥最大的作用。”

产妇对镇痛药物的评价

有两个孩子，第二个用了吗啡药镇痛的母亲：雪莱·费

希尔

你为什么要用纳布啡？

“我生第一个孩子的时候用过这个药，喜欢上它了。谁知道这是不是吗啡药的作用，反正它让我很放松，能享受我设计好的生孩子的蓝图。用药前，每次宫缩我都很害怕，惶惶不安。”

它真的止痛吗？

“在宫口扩张到了4～5厘米的时候，听到丈夫正为我在医院营养师那儿预定肉饼，非常不幸的，这正遇上我产程启动以来第一次又长又剧烈的宫缩。缓过劲来以后，我责怪丈夫晚餐的选择（给我肉饼！我是在复活节生孩子！）。（西方传统，复活节是不吃肉饼的。在此，是在说她丈夫要错东西了，要点镇痛药才对——译注）他转而竭力建议我用点镇痛药！纳布啡就是在这种情形下用的。用药后，我的产痛减轻约1小时。”

爱人的参与

“我丈夫非常支持我用各种方法来控制产痛。”

你用其他缓解产痛的办法或是镇痛措施了吗？

我试了一下产球。还好护士告诉我我没用对，示范了一下。那时我有点腰痛性分娩（往往是胎位不正所致——译

注）,产球起了点作用，但它不能缓解宫缩痛。

你认为镇痛影响你生孩子的满意度吗？

“这次我没有用硬膜外镇痛，据说时间不够了，生第一个的时候用了。想起来我第二个小孩的个性，很可能和我产程中的探索过程分不开,真的！我一点都不怀疑，要是生孩子时少点痛，我一切的一切会好得多。得知我不能得到硬膜外镇痛那一刻，天都要塌下来了，我让疼痛吓怕了。这样的担心害怕，把我盼望孩子降临的心境变得稀里糊涂。我记忆中生孩子，不是轻松愉快、幸福回味的，而是充满痛苦、害怕和恐惧。”

有三个小孩的，头胎用了吗啡药的母亲：玛莎·宋

你为什么用镇痛药？

“我没有特别要用布托啡诺，只是医务人员建议的。这是我第一次生孩子，我愿意试一下，因为我不想用硬膜外镇痛。”

这是你所期待的吗？

“不是的。我是严重腰痛性分娩，据说它可以缓解一下。事实上，它让我很犯困，一直在打瞌睡，在剧烈的宫缩痛时才醒过来。布托啡诺让我很累，都怀疑能否把小孩生下来了。这一切真的很可怕。"

你用过其他缓解疼痛的办法或是镇痛措施了吗？

“用过布托啡诺后，我用了硬膜外镇痛。我的腰痛性分娩很严重，硬膜外镇痛没有并发症，只是胸部以下全部麻木（那是1996年），我感到有点用不出力。产科大夫想用产钳助产，在我的坚持下， 最终没有阴道助产就把小孩生了下来 。”

一个孩子的母亲，描述生孩子时用吗啡药镇痛的经历：唐娜·萧

你怎么决定用纳布啡？

“开始试图用温水漩涡浴来缓解产痛，但疼痛远比我想象的厉害，得用点其他办法，不然是不行的。要求硬膜外镇痛，但说是为时过晚，只能用纳布啡。

它能缓解产痛吗？

“它让我放松了些，宫缩一厉害，我真没有感觉到它有多少用，也就是说，它解决不了分娩中的疼痛。”

你有没有试试其他办法或是镇痛措施？

“我按照布拉德利的办法，用了音乐和漩涡浴，没有作用啊。再也不会用纳布啡作为我的第一镇痛选择了，它对控制宫缩痛不够有效。”

你认为减轻产痛会增加你生孩子的满意度吗？

“还用说吗？我每次把注意力都放在宫缩上了，怎么让我注意到其他事情上呢？我都记不得小孩是怎么出来的。有了这次经历，我保证，要是再怀孕，我会想尽一切办法尽快用上镇痛药物，什么有效用什么，我再也不在乎用什么了。”

第六章

非药物分娩镇痛技巧

——分娩镇痛的互补医疗和替换医疗

是减轻产痛的？还是帮你心理应激的？什么时候使用？

相对于传统西医，辅助方法，如水浴疗法、催眠术和香疗等等，变得越来越普遍，尤其是在女性卫生保健和待产分娩中的应用，它们称为：互补医疗或一体化医疗（有译成辅助医学或结合医学的——译注）。当这些技术或辅助方法单独使用、替代传统的西医药物治疗，就称为替换医疗或替代医疗（例如：西医治疗—传统西医，中医治疗—替换医疗，中西医结合—互补医疗——译注）。越来越多的妇女寻求各种互补替换医疗来减轻分娩中的疼痛。这种互补治疗和替换治疗称：互补替换医学（CAM，为方便起见，本章用“互替医学/疗、非药物性、无药”——译注）。

美国国立卫生研究院互替医学中心把互替医学定性为“美国医学院没有广泛教学的，美国医院中也不常规使用的医疗措施”。然而，许多用于分娩的互替医学镇痛措施已经越来越频繁地出现在全美医院的产房里。

本章节介绍的所有方法都是可以不需要合用药物而独立使用的，也可以作为各种分娩镇痛给药的辅助方法。20世纪70年代以后，呼吸和放松技术已经成为分娩前准备阶段镇痛互补（有时只是替换）疗法的一个奠基石。

即使你已经选定硬膜外镇痛或其他药物镇痛，了解这些非药物镇痛方法也会非常有益的。有些突发性的情况可能延迟甚至妨碍你镇痛药物的使用，例如，如果产程比预料的快，这时熟悉这些非药物镇痛方法可以帮助解决你的困境，有利于你的放松舒服。

分娩期间如何使用互替疗法?

一些研究发现分娩早期使用药物镇痛前应用一种或多种非药物镇痛方法可以有效地缓解疼痛。还有一些发现，使用某些特殊的互替疗法可以明显减轻产痛，达到推迟或避免使用镇痛药物（如果这是那些产妇所要达到的目的）的目的。也有一部分不管这些方法是否对她们有效，只选择非药物镇痛。

通常这些措施可能部分减少产妇的疼痛，但大多数的互补替换疗法并不能显著减轻产痛，也不是用于消除产痛的。多数分娩期互替疗法镇痛倡导者并不认为它们是无痛分娩技术。他们更强调技巧或技能的学习，从而让它们成为你对付产痛的工具。

各种互替疗法在镇痛处理中的疗效与很多因素有关，如你自身对疼痛的耐受力、分娩时的疼痛程度、分娩前的准备或练习次数，以及你分娩时所能得到什么样的支持和什么程度的支持。

什么时候使用互替疗法?

生孩子的理念或信念以及价值观决定你如何看待产痛。一些互替疗法更多是生孩子的“理念”，而不是“技术上”的镇痛。比如，相信值得在心理上、体力上和精神上战胜分娩疼痛的产妇，即使互替疗法不能明显减轻疼痛，还是拒绝镇痛药物。只要能实现无药物全自然分娩的目标，她们就能从坚持与产痛斗争的过程中获得回报和满足；另一方面，希望减少或消除产痛的女性可能会因为非药物方法没有明显的效果而不再使用这些干预措施。

一般来说，产程中使用互替疗法会出现以下三种结局：

1. 非常希望无痛分娩的产妇，产程早期可能成功使用一种或多种互替镇痛疗法。但随着产程进展疼痛加剧，发现这些互替疗法不再或不够有效，转而选择药物镇痛达到她们所期待的效果。

2. 一些原先只希望使用互替疗法的产妇，在分娩过程中发现疼痛比预料中的严重，改变主意选择药物镇痛方法。

3. 一些信念坚定、坚持在产程中使用互替医学方法的产妇，不管多疼，都能从自己的分娩经历中得到满足和回报。

本章节分为两个部分。第一部分从典型的分娩理念角度（而不是镇痛角度）介绍互替疗法。

互替医学的分娩理念

- 😐 拉梅兹理念和布拉德利分娩呼吸法——已经影响分娩教育几十年了；
- 😐 水中分娩——真的是“湿润的硬膜外镇痛”吗？
- 😐 催眠术——你的意念力量可以克服身体所遭受的疼痛与不适。

第二部分从技术层面介绍互补替换疗法为产妇提供舒适、支持和镇痛。

互替医学的镇痛方法

😐 针灸——历史悠久且神奇的镇痛方法；

😐 分娩关怀——马拉松式的亲切照料、温柔体贴；

😐 香疗——利用香味治疗；

😐 水皮丘（无菌水皮丘法）——特别针对腰痛性分娩；

😐 经皮神经电刺激（经皮电刺激神经仪）——“电按摩”；

😐 产球——用于活动和转位。

拉梅兹法

它是什么？有什么作用

拉梅兹分娩准备法起始于20世纪60年代，70年代才开始在美国医院中流行起来。法国医生费尔南德·拉梅兹将这种方法命名为“无痛分娩”。这项技术，以前称为心理防痛法，是用各种策略（主要是呼吸放松法）来预防疼痛。现在那些传授拉梅兹分娩呼吸法的人并不把拉梅兹法称为“无痛分娩”技术了，如今的拉梅兹分娩理念提倡：分娩是正常、自然和健康的，分娩疼痛是有实际价值的，它可以促使你积极地活动来促进产程；拉梅兹分娩呼吸法通过活动、呼吸和注意力集中来帮助实现这个目标。目前，拉梅兹分娩呼吸法依然是大多数医院分娩健康教育产前教育的基础内容，讲授分娩产前教育的老师需要通过国际拉梅兹资格注册委员会的资格认证，这也是全美资格注册机构（NOCA）批准的唯一产前教育项目。

除了呼吸控制和集中注意力，拉梅兹产前教育还有其他心理应对方法，包括分娩关怀、按摩和水疗。拉梅兹产前教育对选择药物镇痛的孕妇同样有帮助。国际拉梅兹协会执行主任琳达·哈蒙说："拉梅兹分娩呼吸法认识到产妇的内在智慧能够使她们自信地面对分娩，并积极采取措施增加产程中的舒适度。"

拉梅兹分娩呼吸法迄今为止仍是美国最认可的针对分娩的方法。虽然，拉梅兹分娩法通常被认为是产程中的一种特殊呼吸技巧，但在过去的十年里拉梅兹分娩法已经扩展到产前准备，从传授分娩方法到提倡整个分娩理念，这一理念为产妇提供"准备分娩和变成母亲的一个基础和方向。[1]"

拉梅兹白皮书——《拉梅兹面向21世纪》中指出："拉梅兹产前教育的最终目标是让每个妇女对分娩自信，舒舒服服地、自由地从各种各样的方法中找到自己所需要的，并得到相信她们有能力完成分娩的家人和医务人员的支持。[2]"拉梅兹理念保留着以下措施促进、支持和保护自然分娩：

1. 让分娩自然开始。
2. 在分娩全过程保持自由活动。

3. 始终保持的外界分娩关怀。

4. 没有常规的干预措施（操作规程依据医院常规或政策，而不是针对某个特定的医疗问题（如产痛——译注）。

5. 不用仰卧位（用坐位或侧卧位）分娩。

6. 产后母婴不分离，为母乳喂养创造各种机会[3]。

它是怎么做的？感觉如何？

拉梅兹理念强调，积极参与产程，通过各种方法和策略保持产程过程的舒适。要清楚地认识到，大多数产妇只用简单的控制呼吸和注意力集中是不足以对付分娩疼痛的。拉梅兹从教人员鼓励产妇积极面对分娩，通过以下一种或几种方法来对付自己身体的不适或疼痛，找到能使自己舒服的方法：

☺ 行走；

☺ 摆动和改变体位；

☺ 按摩；

☺ 水疗；

☺ 产球；

☺ 将注意力集中于一点（集中于某一物体或图像）；

☺ 陪同的配偶共同积极地参与完成上述方法，提供分娩关怀和帮助[4]。

每种方法都可能对一些产妇有效，而对另一些却不怎么有效。

你为什么选择拉梅兹法？

选择拉梅兹理念分娩的产妇初衷是希望用尽可能少的药物干预，以及能掌握有一些有效办法积极地面对产程中的疼痛或不适。

大多数妇女是通过朋友、家人、医务人员或产前教育了解拉梅兹分娩法的。参加拉梅兹产前教育的孕妇发现拉梅兹分娩理念基于以下原则：

☺ 分娩是正常的、自然的和健康的；

☺ 分娩经历对产妇及其家人影响深刻；

☺ 产妇自己的身体知道怎么生孩子；

☺ 医务人员和分娩地点会增强或减弱产妇生孩子的信心和能力；

☺ 产妇有权不用常规的药物镇痛；

☺ 产妇可以在分娩中心或家中安全地分娩；

☺ 产前教育使孕妇能够对自己的医疗健康做出明智的选择、对自己的健康负责，相信她们自己的身体[5]。

你爱人的作用

你爱人会在拉梅兹产前教育学到各种策略，在分娩关怀中起到重要的作用。他会学到如何在分娩中，在你使用上述方法的同时，给你强有力的支持。

拉梅兹法的优点

☺ 产程中的这些方式方法调动了你的积极性，可能起到放松的作用，对于有些产妇可能减少产痛；

☺ 分娩关怀是整个过程中的重要部分，配偶或导乐可以帮助你在分娩中使用这些方法；

☺ 你会从中知道一些自然镇痛和药物镇痛的选择；

☺ 拉梅兹法可以和其他几乎所有镇痛方法联合应用。

拉梅兹法的局限性

☹ 这些策略和技巧可能不能提供足够的镇痛效果；

☹ 你必须很好地掌握这些知识、技能，才能从中得到帮助，从这些策略中受益。

研究结果显示

面对面调查60多位产前准备用拉梅兹法的妈妈，大多数（95%）的妇女表示从拉梅兹产前教育中学到了自然分娩的知识是有价值的，它减少了她们的恐惧和紧张，放松了神经，增加了自己控制分娩的机会[6]。

医务人员的感受

注册护士—助产师、拉梅兹注册产前从教人员、拉梅兹国际董事会任职6年的：比迪·芬

“生孩子是女性有能力对付的正常、自然的生理过程。在媒体宣传中，正常的生孩子变成了危机四伏、歇斯底里、不寻常的事件，我们的文化背景没有给妇女们自信，让她们相信分娩是一个正常过程。通过拉梅兹理念的产前教育，整

个家庭会对自然分娩更有自信，积极参与属于他们自己的健康医疗。产前宣教人员的一个重要作用是帮助孕妇成为合格的健康医疗消费者，最终全家受益。”

产妇对拉梅兹法的评价

使用拉梅兹法分娩的妈妈，拉梅兹分娩法教师，马萨诸塞州国际拉梅兹协调员：乔吉·马克·马格纳

♀你为什么选择拉梅兹法？

“在经历了第一次分娩的失望和不满后，第二次产前我积极参与了拉梅兹产前教育。上课以后，我对分娩充满信心，做好了充分准备，知道如何应对宫缩和产痛，清楚我想怎样把小孩生下来。”

♀你爱人都做了些什么？

“我有一位全程陪同、积极的支持者（我的丈夫）。和第一次一样，我的产程又快又剧烈。但在整个过程中，我能放松、走动、坐着、蹲着或跪着，丈夫帮我按摩、呼吸协助，还经常说上几句幽默话。”

♀你对自己的拉梅兹法分娩满意吗？

“分娩后，儿子反应很好，奶也喝得很好，我成了世界上最幸福的人。产后一个小时，我开始下床走动、淋浴和吃早餐。我感到浑身酸痛和疲惫不堪（就像刚赛完1 500米专业游泳比赛），但心理感受很好，这太伟大了。现在每当回忆起这段经历，心里还是美滋滋的。”

拉梅兹法教师，10个小孩的母亲：谢·多纳休

♀你为什么会选择拉梅兹法?

“我经历过7次完全自然分娩和3次缩宫素合用硬膜外镇痛的分娩，更倾向于不用介入的全自然分娩。我能不依赖于药物自然分娩的原因很简单：我有很棒的分娩关怀，感觉很安全，能够放松、调整呼吸，让自己的身体顺应每次宫缩。”

♀你爱人怎么参与的?

“在我生第五个新生儿的时候所有的好事都让我碰上了。生产过程中，我的医生、密友、丈夫、护士都在房间里。即使是在一家大城市医院里，有他们在，我仍感到更加安全有助。”

♀拉梅兹法能缓解疼痛吗?

“我可以完全放松自己，想象我的宝贝随着子宫的收缩出来，这种缓慢、放松的拉梅兹呼吸法很有帮助。”

♀你对自己的拉梅兹法分娩满意吗?

“我所有完全自然分娩的过程以及生孩子本身，绝对是最让我高兴的事。我能将40多厘米长的小孩从身体里娩出，能自己站起来走动，能看到一个完全没有受药物影响的新生儿并给他喂奶，这本身就是一个奇迹！”

布拉德利法

它是什么？有什么作用？

现在，人们对配偶在身边陪伴你生孩子的重要作用已经没

有什么异议了。但20世纪60年代前，多数医院是不允许配偶进产房的。罗伯特·布拉德利是一位产科医生和自然分娩的倡导者，他认为产妇应该拥有自然的、无药物干预的分娩，丈夫在这个过程中能发挥着积极的作用。布拉德利医生的丈夫参与分娩理论曾被认为过于激进，参与过程遇到过很多阻力。

布拉德利法教会丈夫如何指导准妈妈调整呼吸，进入并保持平静放松的状态，如何帮助营造分娩环境氛围，避免她们分散注意力。它强调加强孕妇营养的重要性，推荐怀孕期间可以做的特殊锻炼，并传授布拉德利深呼吸法，即所谓的睡眠呼吸，减轻分娩疼痛。布拉德利法的观念是，孕妇懂得了分娩为什么产生疼痛，就能减少对分娩的恐惧，能更好地面对分娩疼痛。

布拉德利法产前教育通常为12周，由注册从教人员讲授。班级通常比较小，一个班级不超过8对夫妇，气氛亲切。所教的放松技巧都是用来帮助产妇对付和减轻分娩疼痛的，通过深呼吸缓解紧张可以减轻一些产妇的分娩疼痛。布拉德利法并不是要提供一个完全无痛的分娩，而是让产妇掌握一些技巧来对付疼痛，以达到完全自然分娩为最终目的。

据统计，已有50多万夫妇选择了布拉德利法[7]。

你为什么选择布拉德利法？

☺ 为了避免在分娩过程中药物镇痛；

☺ 布拉德利法从教人员有很高的避免使用硬膜外镇痛或

其他药物镇痛的成功率。这个成功的比率让一些产妇相信布拉德利法比其他镇痛手段更具吸引力；

☺ 你喜欢爱人和你一起积极参与分娩。

布拉德利法的优点

☺ 布拉德利法适用于任何分娩场所：家里、分娩中心或医院产房；

☺ 还没有发现这种方法有什么不良反应；

☺ 配偶可以全程积极参与分娩；

☺ 易于掌握；

☺ 所有产前教育都包括了布拉德利法，你没必要专门去参加学习班。

布拉德利法的局限性

☹ 如果产痛成为你的一个问题，可能需要其他额外镇痛方法；

☹ 你得有连续12周的12段“单元”时间学习了解布拉德利法；

☹ 因为布拉德利法反对使用药物镇痛，信任该法而在产程中不得不采用硬膜外镇痛或其他药物镇痛的产妇可能会很失望。

医务人员的感受

布拉德利法注册老师，用布拉德利法生了两个小孩的母

亲：劳拉·康拉德

“生孩子是我们身体感到疼痛而没有疾病折磨的一种独一无二的现象。我们已经习惯于对疼痛的恐惧。布拉德利法让孕妇知道为什么生孩子会痛。这些知识帮助我们减少恐惧，使我们更好地对付产痛。

布拉德利法将实际情况告诉妇女。告诉她们生孩子会很痛，还告诉她们产生疼痛的原因，并教你和你的配偶各种方法技巧共同对付分娩疼痛。布拉德利法教丈夫、配偶如何通过鼓励和赞美在精神上支持产妇。如果宫缩难以控制，他们会提醒产妇为什么没有采用药物镇痛方法，帮助她们集中注意力，继续坚持使用布拉德利法。

谁都可以选布拉德利法，但热衷于该法的产妇有一些共性。她们相当独立，不愿意受他人控制；她们往往有很强的自主意识，希望通过自身的力量生下小孩；还有她们多数喜欢运动，崇尚一切顺其自然，包括生孩子。也有一些产妇则是出于宗教原因，自然分娩符合她们的宗教信仰。”

产妇对布拉德利法的评价

用布拉德利法分娩的：艾伦·库平杰

♀你为什么选择布拉德利法?

“我们的前人已经经历了千百年的自然分娩，这一经历对我是很重要的。我要感受分娩产生的疼痛，感受子宫收缩、小孩降世。让我身体麻木不感觉到产痛，无疑让自己错过了一个相当特殊的生活体验，有点作弊的感觉。”

♀布拉德利法缓解了你的产痛吗?

“我不是为了缓解疼痛用布拉德利法的。它教我如何面对疼痛，用呼吸放松自己的身体，正视产痛。我在几次宫缩最强的时候紧张起来，那的确比用呼吸放松控制的宫缩要难受得多。”

♀你会再选布拉德利法分娩吗?

“下次肯定会选用布拉德利法分娩，我已经推荐给其他人了。我会鼓励每一个女人去体验一下分娩疼痛，感受到自身的能耐是件非常奇妙的事。”

用布拉德利分娩法生了3个小孩的母亲：金伯利·贝尔

♀这是你想要的吗?

“分娩的经历从来不会和你能想象的一模一样。你必须教育自己，做好充分准备面对各种各样的情况。这是一个痛苦的、充满体验和感情变换的经历，但每个妈妈、夫妻的希望只有一个——母婴平安。

不仅仅是无药物干预，还有能自然分娩给我带来的那种美好的感受。这种感受是金不换的，我更不会拿牺牲自然分娩对小孩带来的好处做代价。”

♀布拉德利法能够减轻产痛吗?

“你需要面对疼痛，要明白疼痛会让你很快看见你的宝贝，你所做的一切是给小孩一个好的开端。你得正视产痛，一点点也好，很痛也好。整个产程中，你得用各种办法对付它，包括你的布拉德利法的鼓励、放松技巧、沐浴、水浴或涡流温水浴、音乐、按摩针灸、转变体位和在每次宫缩时受到的毫无保留的关怀。”

♀你会再用布拉德利法吗？你会把它推荐给其他孕妇吗？

“肯定会的。我会真心真意地将布拉德利法推荐给每一个孕妇。即使你不能或不想选择自然分娩，孕期学习这样的产前教育受益匪浅。我真的不明白为什么不是每一个美国孕妇都去接受这个产前教育。自然分娩是件神奇的、优雅的、奇迹般的事情，不应该因为‘太疼了’而放弃。”

用布拉德利法生了第一个孩子的母亲：珍妮·唐尼

♀你为什么选择布拉德利法？

“在练习瑜伽时有深切体会，布拉德利法与瑜伽中的呼吸和意念控制的方法是一致的。”

♀这是你所期待的吗？

“布拉德利产前教育比我想象的有用得多，但待产、生产及恢复比想象的糟糕。腰痛性分娩，3天才最后生下小孩，尝试了各种产前教育里传授的体位和放松技巧，得到了些解脱，但到了第三天，我累得实在挺不住了。”

♀布拉德利法能缓解产痛吗？

“尽管我觉得避免镇痛药物是个值得的目标，但布拉德利法不仅仅是为了避免镇痛药物。如果最终目标是为了体验无任何镇痛措施的分娩，我没有成功。然而布拉德利产前教育提供了很多信息。尽管事实上，在筋疲力尽的时候，我选择了缩宫素和药物镇痛（吗啡类药物最后选了硬膜外镇痛），我对自己的生孩子经历还是满意的。”

用布拉德利法生了第一个孩子的母亲：石南·瓦斯

♀这是你所期待的吗?

“布拉德利产前教育让我对怀孕、分娩做了充足的准备，学到的知识帮助我得到了所希望的生孩子经历。”

♀布拉德利法能够缓解产痛吗?

“布拉德利法并不能缓解疼痛，但它给了我和我丈夫度过生孩子过程的工具。（分娩时）我感到非常痛，是腰痛性分娩，大大超出了自己的预料。每次宫缩都是在我和丈夫用学到的和练习过的放松技巧中度过的。我用过盆浴，一直待在家这个舒适的环境里，在儿子出生前一个半小时才到了医院。

我用了任何使自己感觉舒服的方法——对我来说就是呻吟叫痛。医生说我是在用舌头说话，但它帮我度过了一次次的宫缩痛。我还用过漩涡浴、产球、按摩、看喜剧电影。”

水中分娩

它是什么？有什么作用？

水疗是在分娩中用水减轻疼痛，从站在温水中淋浴到自己浸泡在分娩水池，从浴盆到温水涡流浴盆中分娩。

很多产房都鼓励产妇花些时间，用淋浴或盆浴放松自己。很多医院产房安装了产妇专用淋浴。现在，分娩池开始在美国流行起来，很多医院和分娩中心备有分娩池，为产妇控制疼痛提供更多的选择。目前， 很多产妇在分娩池中待产，待到快生了才离开浴池。

“1995年只有两家美国医院有水中分娩，现在有120多家有水中分娩，为了分娩中让产妇舒适，使用淋浴的医院就更多了。[8]”

水分娩，其实是水中分娩，在美国也完全是一种新生事物，不像欧洲那么普及，但发展速度很快，很多医院有了分娩池和培训过的专职人员。但不是所有有分娩池的医院都允许水中分娩的。也就是说，你真的想在水中生孩子，需要到医院了解清楚，看他们是否能为你提供所需要的设施和技术。

分娩池或浴盆中，至少需要半米深的水，才能达到缓解疼痛所需要的浮力。

它是怎么做的？感觉如何？

使用分娩池的医院或分娩中心都有自己制定的程序或规定，来确定产妇能否在水中待产和（或者）生产。分娩池是一个装有温水的大漩涡浴盆，能放入足够深度的水，让产妇坐着时身子完全浸在水里。有的池边带有喷水头，有的则没有。水温控制在35℃～38℃，护士或助产师会定时检查水温，保证不高不低，以保护你和新生儿的安全。

一些医院及分娩中心水中分娩，只限于孕满37周、母亲和胎儿健康、没有任何围产期并发症的低危产妇。护士、医生及助产师，会先根据你的情况筛选，决定你是否适合水中分娩，符合条件的才能进入分娩池。浸泡期间，由产科护士或助产师专门协助。

进出分娩池的时机，每家医院或分娩中心是不同的。有些要求在宫口扩大到一定的程度（或确定产程已经启动了），才能进入分娩池，怕过早会减慢产程；另一些则相对灵活，鼓励用它缓解疼痛，只要准备好了，就可以进分娩池。任何时候，你都可以离开分娩池，但绝不允许你单独留在池中。在不允许新生儿在水下娩出的医院，你得出池子分娩（你不用担心，医生、护士或助产师会帮你掌握时机的）。提供水中分娩的医院或分娩中心，应该会有经过水中分娩专门培训的医生和（或）助产师（士）的。

产房会有一些常规措施监护观察你和胎儿。在水池中，医务人员会把防水探头（超声多普勒）放在你的肚子上监测胎心。在待产期间，产科护士或助产师每隔30分钟监听1分钟左右的胎心。需要其他一些监测的时候你得出水池，要是母亲和胎儿一切正常，你又可以回到水池中。

第一产程中使用水浴产妇，比没有使用的，疼痛会明显减轻[9]。

很多使用水浴的产妇感到，即使有持续疼痛的时候，水的镇静、安神作用能让她们放松。这种放松和安详的感觉，可以帮助她们集中精力对付一波接一波的产痛。

对旨在无药减痛、平稳分娩、选水中分娩的产妇的一项调查发现，很多产妇感到，她们能够更好地控制生产环境，特别喜欢水带来的放松、宁静的感受[10]。

你爱人的作用

爱人陪产、按摩都对产妇起到积极的作用。一些医院和分娩中心还允许爱人和产妇一起待在分娩池中。

水浴或水中分娩的优点

☺ 一些产妇说，一入水分娩疼痛就减轻了；

☺ 部分产妇说，进水后疼痛并没有减轻，但水带给她们安抚和宁静感，让她们能更好对付产痛；

☺ 很多产妇说，进了水中后，更能集中注意力；

☺ 由于水的浮力，你能更加容易活动和改变体位；

☺ 水浴可以与其他方法同时使用，如按摩和香疗。

水浴或水中分娩的局限性

最常见的水浴局限性包括：

☹ 水池中分娩，你不能合用吗啡药或硬膜外镇痛；

☹ 不能穿“漂亮”的病号服（有产妇只是穿一件T恤衫或运动胸罩，还有的什么都不穿）。

（依医院或分娩中心的规定不同）以下情况不能使用水中分娩

😐 双胞胎；

😐 臀位产（头在上，而不是正常的头朝下）；

😐 早产或先兆早产；

😐 第二产程延长，也就是用力阶段，由产科医生或助产师决定；

😐 有剖宫产史的；

😐 缩宫素引产的；

😐 6小时内使用过吗啡类药物的；

😐 有生殖器疱疹病毒感染的；

😐 患有艾滋病、乙型肝炎、丙型肝炎或B型溶血性链球菌阳性的；

😐 发热，有感染可能的；

😐 粪性羊水（指羊水被胎粪污染）的（可能允许池中待产，但不能在池中生产）；

😐 已经破水（羊膜早破）的；

😐 阴道出血过多的；

😐 需要各种持续胎心监护情况的。

对已知感染产妇，如何防止新生儿感染传播（或对其他用水浴产妇的交叉感染）问题，医务人员有各种不同的看法。大多数医院禁止这些产妇水中分娩或水浴。

一些医院禁止胎膜早破（破水）的产妇水中分娩，但至今还没有证据证实，胎膜早破与感染有关联。

出现以下情况，你得终止水中分娩

☹ 你的胎儿出现窘迫（胎心不好）；

☹ 你要求使用吗啡类药物或硬膜外镇痛；

☹ 产程进展太慢；

☹ 产程中阴道出血；

☹ 你感到虚弱眩晕；

☹ 你体温超过38℃。

水浴和水中分娩的顾虑和争议

♀潜在危险性

医务人员对水中分娩顾虑主要集中在两个方面：新生儿出生后水中呼吸溺水和是否会增加母婴的感染。尽管这两方面还有待进一步的研究，但目前没有证据显示水中分娩的新生儿死亡率高于床上分娩的，两种环境的母婴发生感染概率是相同的。

♀新生儿在水中呼吸的危险性

通常认为一系列的生理机制会阻止新生儿在水中呼吸，不出水面的话，他们是不会受刺激开始呼吸的。出生后，新生儿的头会被迅速浮出水面，从水到空气的环境改变刺激了感受器，新生儿才开始他的第一次呼吸。

研 究 报 道

英国有两项大型研究得出相似的结论。1994年到1996年期间的一个调查分析了四千多例水中分娩，结果显示水中分娩的新生儿与低危床上分娩的新生儿，产后送进监护病房的比率是相同的。水中分娩的也不比床上分娩的新生儿死亡率高[11]。1989～1994年的调查显示，水中分娩的与低危床上分娩的，产后进监护病房的数目也没有区别[12]。

♀感染的危险性

目前，没有研究证实水中分娩的母婴感染率比床上分娩的高。医务人员和一些产妇担心水中分娩会增加新生儿感染的概率，即使只在水中待产、不在水中生产。每次用完分娩池后，都对它彻底清洗和消毒，以防止交叉感染。

一项研究的结论报道："现行的水中分娩，是一种可选择的安全分娩替换方式。我们的研究结果证实，这种方式不会对母亲和新生儿带来额外的危险，产科医生、新生儿医生大可不必为此担忧。[13]"

另一项研究，在比较了水中分娩和其他替换分娩方式后，得出结论：“没有证据显示，用相同的监护和临床处理标准，水中分娩的比床上分娩的母婴会遭遇更多的危险。[14]”

水浴或水中分娩可以有效减轻产痛吗?

一些研究结论认为，水中分娩比床上分娩使用镇痛药物更少；而另一些又显示，水中分娩和床上分娩用的镇痛量没有区别。的确，很多水中分娩的产妇可能比没有在水中分娩的，少用了药物镇痛。值得注意的是，选择水中分娩的产妇，对无药分娩的价值观往往是不一样的。也就是说，采用这类方式分娩的产妇少用镇痛药物，是很难把它归功于水中分娩，产痛的减轻不一定是水中分娩的结果。

最近有个水中分娩的重要研究，对第一产程中难产（宫口每小时扩张小于1厘米）产妇的硬膜外镇痛使用率和剖宫产率进行观测。结果显示，使用水浴的比没有使用水浴的产妇，较少要求硬膜外镇痛，产程不延长，产钳助产和剖宫产也不增加，而疼痛程度减轻，满意度增加[15]。

但另一篇文章将近一千产妇的水中分娩和床上分娩比较，两者在缓解疼痛方面却又是没有差异的，第一产程时间、会阴部损伤（阴道撕裂）、新生儿阿普伽评分（新生儿窒息程度状态的快速评价）以及感染率都没有显著的不同[16]。

在我们的调查中，使用了水中分娩的产妇反应不一。有的认为疼痛减轻了；有的则否认，说是水中的宁静放松，让她们能够有效地对付疼痛。

按照大部分新近完成的研究，水中分娩的低危产妇，与没有采用水中分娩的产妇相比，得到了有经验医务人员更多的关注和关怀，但是最终效果区别不大。

医务人员的看法

德克萨斯州达拉斯市职业导乐，经常从事水中分娩的：布鲁克·阿诺德

“水是你镇痛魔法袋里必须具备的东西。时机选择适当时水甚至能给你足够的镇痛，而不再需要镇痛药物。我常常选在待产过程中产妇自己对付产痛的技巧不再有用的时候，让她们进水池，常常能渡过难关。水缓解疼痛的作用是立竿见影的，产妇马上能重新集中精力对付宫缩。让产妇离开水池，她们的宫缩程度好像会加重，很多人要讨价还价地回到水中。这足以证明，水真是有用的。我甚至在水中接生，不过倒不是计划中的，只是这些妈妈在水中感觉舒服，不愿离开水中。”

产妇对水浴和水中分娩的评价

决定在家里水中分娩第二个孩子的：杰西·卡佐

♀你为什么选择水中分娩?

“我是既怕疼，也恨痛。听说水疗和催眠术在生孩子过程中有很多好处，除了准备水中分娩，我还听了产前教育课程，学会了放松技巧，妊娠后期还常听辅导放松的磁带。我有慢性腰痛，水减轻了很多腰部的负重，帮助很大。生第一个孩子的时候，试了试在水中的感觉，喜欢上了。我想放满水帮助会更大。”

♀水中分娩和你想象的一样吗?

“是的，我喜欢在水中待产的感觉。很晚才进入水中的，可一入水，感到非常舒服，就决定在水中生产了。”

♀水中分娩有镇痛作用吗?

“我从来没有经历过难忍的产痛，要是在今天，这种程度的疼痛可能只要一片布洛芬，然后休息一会儿就能解决。我不知道水浴起了多少作用（可能是胎儿体位好，家庭环境容易放松的缘故），但有一点可以肯定，用力阶段舒服多了，水中可以随意找到舒适的体位，体重在水中减轻了。实际上，这次比我第一次（尽管那次用了硬膜外镇痛）还痛得轻一些。可能是第二次，还有就是这次我非常放松。”

♀你下次还会水中分娩吗?

“肯定会的。”

♀你觉得减轻疼痛会增加你分娩的满意度吗?

“镇痛对我很重要，肯定会给我留下一个愉快的记忆。我不会过分强求自己和自己过不去的，很高兴这么做了。不需要让产痛来告诉我，我在生孩子！”

生第二个孩子的时候用了水中分娩的：珍妮·豪

♀水中分娩是你想要的吗?

“其实，我真的很吃惊自己不喜欢在水盆里分娩，我没法找到合适的体位，水温也太热了，可能是因为在8月里生孩子吧？”

♀水中分娩有镇痛作用吗?

“水中分娩时，我的确感觉宫缩不是那么的紧了，但因为上面提到的原因，没有继续水中分娩。在小孩出来以后，我回到池子里，发现水里很舒畅。”

♀你用其他方法或者镇痛药了吗?

“喜欢产球，没有用镇痛药。”

♀你下次还会水中分娩吗? 会推荐其他产妇用这种方式吗?

“可能会再试一下，也会建议其他人试用，我听说其他很多产妇用得很好，我想自己的情况是个例外。”

♀镇痛的效果影响你生孩子的满意度吗?

“真不能说水中分娩对减轻产痛起多大的作用，我认为疼痛对我生孩子的满意度无妨。其实，最困难的是产程时间太长，让我精疲力竭，但与第一次的剖宫产比，这次是出乎寻常地好，也很满意。”

催眠术

它是什么？有什么作用？

催眠作为一种镇痛技术已经用了很多世纪，但即使在今天，它仍然被人看作一种神秘的东西。虽然人们对一些基于催眠的技术的机制已经有了统一的认识，但对它是什么、如何起作用，仍有很多误解。催眠术涉及学习如何通过集中意念，深度放松你的体力和脑力，在这种注意力集中的状况下，你很容易接受建议，从而改变你的观念和行为。

催眠术是利用催眠，治疗或改变一定范围内的医学或非医学问题或状况，包括生孩子时的疼痛。在美国，利用催眠术减轻产痛在过去几年里变得普遍起来。和其他临床互替方法不同的是，许多分娩催眠的教员灌输的是，待产、生产中是可以没有疼痛的这一理念。教学双方可以通过各种不同的催眠技术，有效地减少或消除分娩过程中的恐惧、焦虑以及疼痛和不适。能否把它当成一种缓解、预防疼痛的工具呢？许多产程中用了催眠术的产妇，说它很有效，能带来舒适的甚至无痛的分娩。

你知道吗

美国各地现在专门从事传授催眠术的机构越来越多，把它作为产程中单一的或基础的镇痛技术。

用于分娩镇痛的催眠，孕妇通常得事先学会、到时“自助”，没有东西会作用在她们身上的。这种自我催眠，借助不同的工具，比如，看书、听录音带、和催眠师会话、练习贯穿整个妊娠期的称作催眠脚本的关键词句等。

催眠师通常教会产妇自我催眠的技能，而不去产房现场。也有些催眠师通过训练导乐催眠，转而让她们在产妇身边做后盾。

分娩催眠可以看作是一种改变你对分娩的期望值和理念的“洗脑”方法。有人认为，它的分娩镇痛其实是，把产妇脑子里先前烙下的、有关生孩子的负面、消极的印记全部抹掉，代之以与生孩子期望值相关的正面积极的理念和画卷。

该理论认为，期待有正面生产经历、没有恐惧、不紧张的产妇，她们的身体会变得放松，生孩子会变得容易。

你知道吗

你感受威胁的时候，有一种称为儿茶酚胺的应激激素就从身体中释放出来。催眠的目的之一，是要减少这类应激激素的释放，使你的身心放松，使分娩变得容易。

它是怎么做的？感觉如何？

分娩期间到底如何使用催眠术，很大程度上取决于个人理念和所选的产前教育。一般情况下，你得花一定的时间，从催眠师或授课老师那里学习一系列放松技巧。这些技巧包括，深呼吸练习、视觉图像诱导，自我信息回输。催眠师往往会给你磁带或碟片，让你或配偶根据这些材料练习，这些磁带或碟片是可以在医院和分娩中心从头到尾使用的。有的准妈妈可能会再选一位经过催眠技能培训的导乐陪产，有的则使用自己在怀孕期间产前教育中学习到的技巧，加上她们身旁爱人鼎力相助。

处于催眠的产妇的感受因人而异。有的是轻飘飘的，而另一些把它描述成超放松平静状态。在催眠状态下，你处于持续的高度警觉、自我控制、环境控制的意念中。

催眠术产妇所需的外界支持，在内容上，与其他大多数产妇会很不一样。因为催眠术旨在改变你对产痛感受的理念，它得用一套完全独特的词语描述分娩疼痛，比如宫缩常被说成是波涛汹涌，以努力将分娩中生理体验的负面性转移掉。

用特定的语言是分娩催眠中的关键所在，不鼓励女性使用与负面情绪关联的言语。如，本书有一章叫《生孩子到底有多疼？》，要是让催眠师写的话，可能会是《你的分娩感受》。

如果护士或其他医务人员没有意识到她们的这些特殊需要，通常用的一些称赞鼓励产妇的话语，如“这么难的事，你做得这么好”或“痛就要过去了”，都可以转移产妇的注意力。

一些催眠分娩的产前教育会提供给孕妇一份简明扼要的说明，让孕妇转交给经管的医生和护士。这份说明会告诉医务人员，该产妇要用催眠分娩，让他们知道产程中产妇（和配偶）会用什么样的词语和催眠暗示，使产妇得到更好的协助。

你知道吗

生孩子过程中使用的大多数催眠技术都是基于一个理念——你对分娩的期待值一改变，你生孩子的经历就随之改变。

你为什么选择催眠缓解产痛?

😐 你希望分娩时最好不用药物;

😐 你希望分娩时避免、减少疼痛或有个有效的方法对付疼痛;

😐 你要在安静平静的环境中生孩子，能够自我控制。

你爱人的作用

大多数的分娩催眠产前教育会把爱人放在一个重要的角色上，通常教会他们如何在分娩中帮助你使用自我催眠。他们可以通过语言或肢体暗示，让你更集中注意或加深你的催眠状态。

分娩催眠的优点

☺ 很多用了催眠的产妇发现，产程的自始至终，她们体会到的是压力而不是疼痛;

☺ 用了分娩催眠后还是感觉疼痛的产妇表示，催眠帮助她们对付产程中的不适;

☺ 很多分娩催眠是允许你在分娩中合用药物镇痛的;

☺ 自我催眠还能帮助你解决进产房前，在怀孕中出现的很多不舒服的情形，如，睡眠不好、恶心、头痛、腰背痛、精神紧张;

☺ 分娩催眠镇痛也能帮助你解决产后的疼痛和不适。

分娩催眠的局限性

☹ 学会催眠需要一定的时间，上课和雇用催眠师需要一笔花费；

☹ 得有决心和恒心，在产前几周或几个月内反复练习，才能达到分娩催眠的效果；

☹ 对你去的医院或分娩中心医务人员有特殊的要求，需要确保他们能理解协助。

分娩催眠的关注焦点和争议

目前并不存在医学上有关分娩催眠的争议。分娩催眠是一种非常安全的方法。

研究认为

一份系统的综述总结了有关分娩催眠镇痛作用的研究，涉及八千多位产妇。结果显示，用了分娩催眠的产妇疼痛程度比不用催眠的轻，也减少了产程中的镇痛药物使用[17]。

医务人员的看法

注册分娩催眠教师、注册催眠师、导乐、“催眠贝贝”（一个分娩催眠网络教学）奠基人：克里·图施霍夫。

“实际上，分娩催眠是改变你‘心底’对分娩的看法，并帮你在‘心底’编一个只有正面的生孩子期待值的‘程序’，就像你思维中的一个‘软件’。分娩催眠比其他分娩用的方法需要更多的时间学习练习吗？也许是这样的，因为你需要每天听到催眠建议，才能让你‘心底’的‘计算机’完成重新‘编程’的工作。这也许是你产前准备中最容易做的事，甚至比拿新生儿汽车座椅还简单。

“在实践中，从亲眼目睹那些上过课的产妇的分娩过程和与她们事后的交谈中得知，当事人对自己的小孩、自己身体的状况清清楚楚，完全知道发生的每件事，无论是自己身体里面的还是她们周围的，她们还能集中精力放松自己和让自己舒服。”

产妇对催眠的评价

用了分娩催眠的初产妇：珍妮·赖夫

♀你为什么选择催眠术?

“发现自己怀孕以后，没有考虑过非药物自然分娩，我会来者不拒地接受那些镇痛药物以求无痛分娩。怀孕4个月的时候，看了一篇关于分娩催眠能帮助产妇做到不用药物的全自然无痛分娩的新闻报道。带着疑虑，和丈夫把这事搞了个水落石出。有了一些相关信息后，我们认为这方法值得一试。我的底线是，只要是无痛分娩，就可以试，能有个无药无痛分娩更好。我把想法告诉了产科医生，在听说我们对分娩催眠有兴趣，推荐了一位曾经给她的一位产妇服务过的催眠师（还补充说，她对那个产妇的分娩很吃惊），于是我们找了那位催眠师。”

♀分娩催眠能减轻产痛吗?

“说不准催眠能否减轻产痛，因为我就没有过产痛，也就谈不上减轻产痛了，所以，我只能想象说，它把所有的痛给减没了。整个产程持续了5.5小时，我感到有点难受和压迫感，但都还受得了，用力一开始，一点事也没了。我是看着儿子出来的，真的不痛，我会阴还有点轻度撕裂呢。从来没有感觉到有人说的‘火环’样的感觉，也没有使用任何镇痛药物，甚至包括产后医院提供的蜜豆尔（Midol，美国妇女常用的痛经镇痛药，主要成分有对乙酰氨基酚〔扑热息痛〕和咖啡因——译注）。”

♀你爱人做些什么?

“丈夫每次都陪我去上课，做下笔记（一些自我暗示的词语和句子，供练习用）。他帮助我制定分娩计划，尽可能地参与到每个分娩细节中去。产程一开始，他就给我念笔记，并自始至终鼓励我。”

♀你下次还会用分娩催眠吗? 会推荐给其他孕妇吗?

“肯定会再用的，它真的太理想了，我都想不出还有比这更好的办法。6周后的产后随访中，给我接生的医生（不是先前介绍给我催眠师的那位）说：‘你就是用分娩催眠的那位？那是我见到过的最不可思议的一个。’她告诉我，她甚至打电话把这事告诉了她母亲。”

用分娩催眠生了第一个小孩的：希拉·法里斯·佩恩

♀你为什么选择分娩催眠?

“不用药物的自然分娩真的很吸引我们俩，以前总是以为不用药是不行的，会痛死的。试一下不用药物的吧，但不做‘抗痛英雄’，我非常怕痛，真不知道不用药能不能顶得过去。”

♀催眠术对减轻产痛有作用吗?

“除了一些不舒服，我的确没有遇到什么麻烦。羊水破了以后，我开始听分娩催眠的碟片，几个小时没有感觉到痛。家里的猫跳到了我膝盖上，爬到我肚子上，把我从催眠状态唤醒。那一刻让我领教了催眠的有效性！我赶紧重新回到催眠状态，从那以后，我只感到一点点不舒服，没有用任何其他措施和镇痛药物。”

♀疼痛这个环节对你分娩经历的满意度有影响吗?

“是的，我觉得正是没有了痛才带来这么棒的生孩子的记忆。最多不过是一点不舒服，这很值得。我是无药无痛分娩的，给了儿子再好不过的礼物。出生时，他非常机敏，这简直就是奇迹。”

生两个小孩都用了分娩催眠的：金佰利·米洛

♀你为什么选择分娩催眠?

“我要一种能符合自己生孩子理念的方法。我是从瑜伽老师那里知道这个方法的，以前对它是一无所知。分娩催眠正中我意，它使我精神放松，也减轻我对分娩的恐惧。”

♀催眠能够减轻产痛吗?

“我用的那种催眠绝对能缓解产痛。坚持练了好几个月，整个产程中，清清楚楚知道每一步。一段时间以后，想到女儿马上快要到自己的怀里，我每次都是笑迎分娩波（宫缩）。产后我也用了催眠技术，在医生用缩宫素时缓解子宫收缩带来的不适时。”

♀镇痛能使你生孩子更满意吗?

“这还用说。回想起我生两个小宝宝的经历，我没有紧张和害怕过。实际上，小的那个还不到两个多月，我已经在想着要下一个了，越想越开心。第二次用催眠术容易多了，知道自己能期待什么。选择这种分娩方式，主要是让自己能尽可能地放松，倒也不在乎用不用药。催眠帮助我克服了恐惧，带给我内心的愉悦和宁静。”

生第一个孩子用了分娩催眠的：金佰利·皮尔逊

♀你为什么选择催眠术?

“我小时候做过脊柱侧凸矫正手术，产科医生说我不能用硬膜外镇痛，我也就开始找其他的镇痛方法。听说过催眠术，但不太了解。在一家医院开放日（美国的医院、学校、幼儿园、研究机构每年会有开放日，和公众交流——译注），我遇到了那儿的一位催眠术教师，开始对它感兴趣了。我参加了分娩催眠班，琢磨着我为什么还要用其他的方法呢？”

♀催眠术可以镇痛吗?

“我没有一点疼痛，有点压力，可以忍得住。胎头初露时，感到皮肤牵扯，但不痛。生出来的那一刻，也比预期的好。”

♀你爱人做些什么?

“他陪我去上课，帮我练习。分娩过程中，他和我一步步地度过每一个宫缩，帮我集中注意力。我们还有一个导乐，是个催眠术教师，她也在产程后期陪着我。”

♀镇痛能使你生孩子更满意吗?

“当然了，对我来说，疼痛越轻越满意。我在整个产程中都很开心，感受到想感受的每一件事。可以起床来回走动。我的生产经历绝对不可思议。”

分娩针灸

它是什么？有什么作用？

针灸是中国古代的一门医疗技术，专业人员将一根很细很长的金属针经皮肤扎入多个身体特定区域（穴位）达到治疗的目的。它以整个身体始终贯穿一种称为“气”的能量流的概念为依据，当能量流因某些原因中断，留置针灸针可以恢复这种气的平衡，而促进身体的康复或减轻疼痛。

针灸在美国常常用于治疗慢性疼痛，用于分娩镇痛还比较少，但近二十年开始普遍起来，一些医院和分娩中心允许产妇自己雇用针灸师参与分娩。

针灸的作用机制还不清楚。一个理论认为，针刺能刺激分泌一些特殊的化学物质或称为内啡肽的激素类物质，它进入肌肉、脊髓或大脑，起到镇痛作用。体内产生的这些自然止痛物质（与吗啡的化学结构类似）能够改变你对疼痛的感觉，增加身体的自我修复能力，同时也产生身心健康的感受。

它是怎么做的？感觉如何？

用作分娩镇痛的针灸，常常把针置于手臂、下肢或耳郭周围区域，其他地方还有手、脚踝、腰部。每个人对针刺的感觉不同，大多数人在针刺入皮肤后并不感觉疼痛或只有轻微刺痛。针灸针进入皮肤后，针灸师会轻轻捻动或加上一些微弱的电刺激，来增加能量流。根据疼痛的区域和程度，一般需要留针15～40分钟。一些产妇在针灸以后感到体能增加，也有的感到非常放松。

你为什么选择针灸？

选择针灸的多是希望无药分娩的孕产妇。喜欢针灸的女性经常已经有在其他方面替换医疗的经历，包括围生期保健。即使你没有用过针灸，它仍然是一种吸引你缓解分娩疼痛和放松自己的方法。

一些针灸师用一种称为艾灸的技术为臀位胎儿转位。这种技术的成功率很高，大约有80%。艾灸是在孕妇足部特殊部位燃烧一种特殊的中药。艾灸在小脚趾甲外侧燃烧约20分钟，越近越好。艾灸能刺激胎儿活动，一般在治疗后6～8小时，胎儿自己能把位置改变过来[18]。

针灸的使用时机

注册针灸师、西北针灸学院副教授瓦莱丽·霍布斯认为，“针灸能在生产前的整个孕期增进你整体的健康为分娩做好准备，这是一个减少产痛的基础，因为它可以协调全身各系统。此外，针灸本身可以直接用于分娩镇痛。”

产程一旦启动，赶在疼痛到来之前，就开始用针灸是很有好处的。这样就能让你身体一开始就分泌那些镇痛的化学物质——内啡肽，宁早勿迟，从而盖过由强烈宫缩引起的剧烈疼痛。

你爱人的作用

你爱人就像你的其他治疗一样：在整个产程中，从精神到具体事情上都可以给予有力的支持。

分娩针灸的优点

☺ 针灸镇痛对“腰痛性分娩”特别有效；

☺ 没有不良反应；

☺ 可以和其他镇痛方法并用，包括硬膜外镇痛或其他药物镇痛。

分娩针灸的局限性

☹ 你需要针灸师到产房；

☹ 镇痛效果可能不完全。

分娩针灸的不良反应

☹ 晕针是最普遍的不良反应，但发生率不高；

☹ 针刺一些特殊部位穴位（下腹部和腰部）可能刺激子宫收缩导致早产；

☹ 进针部位可能有乌青。

以下情况不能使用分娩针灸的

☹ 如果你在服用抗凝药或有出血倾向，在使用针灸前需要咨询你的医生；

☹ 如果你有多种健康问题，咨询医生是否适合用针灸。

研究者认为

一个有关互替医疗分娩镇痛效果的综述中，提到一个有100位产妇参加的针灸镇痛研究结果显示，针灸的确能减少分娩疼痛。文章总结道："针灸和催眠可能对减轻分娩疼痛有作用。[19]"

医务人员的感受

常规用针灸镇痛分娩的注册护士、注册针灸师、中医师玛莎·康纳

"在我的经历中，选分娩针灸的往往是受过良好教育的，在乎无药分娩、母婴受益的产妇。她们发现针灸能帮自己在产程中放松，更加有效的宫缩，减轻疼痛。"

分娩关怀

它是什么？有什么作用？

分娩关怀是最基本的、一对一的、自始至终的、全产程中的关怀医疗。这个"新"概念已经有几个世纪了，近来才出

现了流行的势头。执行这项工作的主要是导乐和助产师（士）〔美国的助产师（士）负责孕妇的围生期保健——译注〕。

一般说来，产房里的医生、护士，在有些医院，助产师（士），会介入你的医疗事务。然而，医院里的工作人员有其他的职责，通常在同一时间负责几个产妇，这意味着，他们无法将自己全部的时间放在你身上。此外，产科护士，不管怎么关怀照顾，你总是会见到生面孔，她们还轮班倒。

相反，负责你分娩关怀的，是你所熟悉的，在整个生孩子过程中陪伴着你的人。分娩关怀包括精神上的鼓励和体能上的支持，不仅仅是你，还包括你爱人。她们会让你知道，各个时期产程和小孩发生了什么，帮你更舒适，也帮你选适合你自己的一些对付产痛的策略。分娩关怀保证，在生孩子期间，除了医院的医务人员外，你自始至终会有专人照顾。

你知道吗

多数使用过分娩关怀的妇女，喜欢这种服务，会再用这种服务。越来越多的妇女知道了这个专业性分娩关怀服务的好处，需求量不断增长，它的服务也日益增加。最近的一项调查估计，有5%回信的受访者，在分娩过程中使用了导乐。根据美国护士—助产师协会的统计，约10%的分娩是由助产师（士）参加的。

它是怎么做的？感觉如何？

在预产期到来之前，你通常会与你的导乐或助产师见上面。在第一次会面中，她可能会谈到产程中的细节问题和分娩的期望值，听取你对生产的喜好，喜欢什么、不喜欢什么，希望用什么方法对付产程中的不适和分娩镇痛。

通常，当临产后，你打电话给你的导乐或助产师。她可能通过电话和你保持联系，到了产程进展明显时到你家，等到一切准备就绪一起上医院；或者安排和你在产房碰头；也有喜欢等你产程进入了活跃期，再和你见面。不管怎么样，一旦和她会合，你马上会受益于她的服务。

无论何时何地，会面后，分娩关怀人员会根据你产程进展情况，给你按摩，帮助用上产球，鼓励用上浴缸或淋浴，要是还行的话，伴随着四处走动。柔缓的声音，坚韧的按摩，加上音乐磁带，应有尽有。很有可能，你已经提前决定好让她带上些东西来解决生产中的不适。

分娩行家的建议和情感支持，可以减少你不知所措和受宠若惊的感受，特别是从来没有生过孩子的。导乐陪伴或助产师（士）分娩，提供口头上的支持，帮助记录宫缩，帮助和医院工作人员的沟通。你的身体可能会沉浸在按摩、音乐、香疗等各种形式的额外享受中。

你应该会清清楚楚地知道，下一步、再下一步会是怎么回事，分娩关怀人员，会在你精疲力竭的时候，同情、支持、帮助你，也知道如何让你继续努力。

导乐或助产师（士）是产程中指导活动和产妇体位的行家，

可以帮你找到最适合自己的舒适体位。她知道什么时候用你产房里的什么器具，什么时间是尝试沐浴的最好时机，啥时得起床走动，什么时候又得重新回到自己的床上（以及躺成什么体位）。

为什么你选择分娩关怀？

- ☹ 你希望不间断的、一对一的、个性化的、具有专业水准的全产程服务；
- ☹ 你担心你爱人到时会不知所措，无法提供专业水准的精神上的鼓励和支持；
- ☹ 以前的生产经历不理想，你想有一个有经验的帮手，让这次圆满些；
- ☹ 你不想用药物止痛，希望分娩关怀能帮自己有个非药物性全自然分娩；
- ☹ 你打算该用镇痛药的时候还是用，但还是希望有个专业水准的人，在整个产程中有一个帮手。

你爱人的作用

你爱人理所应当是个重要的人物，仍将发挥重要的作用，但可以放下重负，让更能懂别人心思、知道如何满足你在产程中具体要求的分娩关怀人员取而代之。不但如此，还可以同时给你们两位一些建议。你爱人看到你产程中的难受劲，常常会天崩地裂、灰心丧气、不知所措。有了分娩关怀，能保证鼓励安慰你和你爱人，避免节骨眼上他不能自主，帮不了你的忙。

另一个显而易见的好处是，有了分娩关怀，他可以中间休息一下，而没有遗弃你之嫌。一旦你俩带上小宝宝回家，他是没有机会休息的。他的时间非常有限了！

分娩关怀的优点

☺ 改善分娩经历的整体满意度；

☺ 可增加生孩子过程中的控制感和能力感；

☺ 有了这么一个有知识经验的人支持，有助于减轻你对生孩子的恐惧和焦虑；

☺ 你可能会减少镇痛药的使用；

☺ 尚未有什么风险。

分娩关怀的局限性

通常你自己支付分娩关怀的费用，医院和保险公司不会报销这部分的费用。但也不妨事先问一问保险公司。

研究指出

名为“持续性分娩关怀”的综述，收集了15个临床试验，涉及到1.3万妇女，以研究持续性分娩关怀对母婴的作用。结果发现：“有持续性分娩关怀的产妇，使用镇痛（止痛药）少，手术产（剖宫产、产钳或真空头吸引）少，分娩经历不满意的也少。”要是分娩关怀人员不是医院工作人员、临产就开始分娩关怀、分娩环境中没有常规硬膜外镇痛，则效果更好。该研究得出结论：“女人都应该在整个产程中都有分娩关怀。[20]”

另一项研究比较了两组产妇的剖宫产率，一组用医院聘用护士的分娩关怀，而另一组则没有。最后两组的剖宫产率几乎相同。然而，有分娩关怀的和那组没有分娩关怀的46%产妇，表示下次要有持续性分娩关怀[21]。

医务人员的看法

马萨诸塞州波士顿注册导乐：简·露克

“很多家庭告诉我，一个熟练的导乐的分娩陪伴是千金难买的。最常听说的是，没有她，我这小孩是生不下来的。作为导乐，其实我们知道没有我们，她们孩子照生。但是我们也知道她们也不会再有别人，能每时每刻地鼓励支持她们度过一生中最重要的一段时间。”

香 疗

它是什么？有什么作用？

香疗是使用某些植物根、叶或花瓣中提炼出来的油让产妇平静和放松的一种手段。香疗在产科是个新生事物，但似乎越来越受产妇的青睐。

它是怎么做的？感觉如何？

香疗主要有两种使用方法，一种是在皮肤上抹上精油或乳液，一种则是用许多不同的方式吸入精油味道。挥发性的精油可滴在一张小纸片上，然后固定到病号服或你自己的衣服上，或放在接近你脸部、能闻得到的地方，也可以加到一个散发器皿内，用电扇把香味吹遍你的房间。

有些精油可能通过让你放松而减轻产痛，好闻的、清香的香水可能引发正面的情感反应，帮你放松。即使没有直接的止痛作用，香疗可能有助于减轻你的焦虑，帮你更好地对付你产程中的疼痛。目前还不是很清楚这些气味是究竟怎么影响你的健康和情绪的。此外，它们与传统西医间的相互影响也不明确。建议在妊娠分娩期间用精油前，与你的医生或助产师（士）沟通讨论。有关分娩过程中香疗应用的研究很有限，但大都认为它们可以促进愈合，有芳香舒缓的魅力。

下面是在产程中常用的与愈合相关的精油。

分娩过程中常用的精油

熏衣草　最受欢迎的一种精油，被认为可以减轻焦虑、感觉放松。

乳香　能让孕妇平静，帮助深慢呼吸。乳香精油按摩是专门用于生孩子的。

佛手柑　通常用于焦虑的产妇。要缓解疼痛，你必须把佛手柑抹在身体疼痛的部位，一般在腹部或腰部。

鼠尾草　用来刺激子宫，加强收缩催产，又能减轻疼痛。它有时能产生欣快感。怀孕期间应该避免用鼠尾草油，以防流产、早产。大剂量有毒。用于刺激宫缩时，应有香疗专业人员指导。

薄荷　具有抗菌（杀菌）的属性。吸入后，能减少一些产妇的恶心和呕吐。

玫瑰油 用于减少焦虑和产程中的紧张。

罗马甘菊 有平静放松的功效，有益于产妇的睡眠，特别是经历了漫长艰难的产程之后。

香疗的使用时机

你可以在整个待产过程中使用香疗，生产前停用，因为精油对新生儿的安全性尚未研究论证过，为了预防起见，最好在胎儿娩出前1小时停止使用精油。

你应该在产前选好精油的种类，避免分娩时闻到不喜欢的气味。精油的用量尽可能少些，挥发时间每小时最多15分钟。如果你没有精油灯之类的精油散发装置，滴一滴在纸巾上，然后塞入你的枕套。要是你用了硬膜外镇痛，不推荐熏衣草油、鼠尾草油、柠檬油、马郁兰油、依兰油，因为它们会降低产妇的血压。

你爱人的作用

- 你爱人在香疗中往往充当按摩师的角色。在整个产程中，他得把你选好的精油按摩到你的身上。精油按摩到皮肤前，需先用杏仁油或者橄榄油稀释，5毫升（1茶匙）稀释油加1～3滴精油，混匀，但不要摇瓶。1茶匙稀释的精油足够全身按摩了；
- 如果精油按摩不能让你感觉轻松，你爱人可以通过喷雾器把精油喷洒到你周围的空气中（4～5滴精油加500

毫升蒸馏水作喷洒用）；

😐 你爱人还可以用喷过精油的手帕或布条，随时让你闻闻。

香疗的优点

☺ 让你感到平静与轻松；

☺ 香疗能分散你对产程中不舒适的注意力；

☺ 某些精油如薄荷油能缓解恶心；

☺ 好闻的香味会让你感觉清醒；

☺ 香疗能与任何其他镇痛疗法一起合用。

香疗的局限性

☹ 你必须使用100%纯度的医用精油。只有纯的精油才有愈合放松的作用；

☹ 怀孕期间，你的嗅觉会变得加倍的敏锐，某些精油可能会让你恶心；

☹ 你可能对精油中的某些成分过敏；

☹ 怀孕和分娩期间，不管用什么精油，必须事先咨询一下你的医务人员。

研究表明

一项针对八千多名产妇的调查显示，这些产妇曾在产房里用香疗帮助减少焦虑，减轻疼痛、恶心、呕吐，增加收缩力的，绝大多数的人认为精油在产程中有帮助[22]。

产程中的精油沐浴配方

俄亥俄州拉韦纳市鲁宾逊纪念医院专职孕妇香疗的临床护士：南希·微安

推荐的熏衣草精油盆浴：

第一步：浴盆内先加满水，再加精油，否则它会很快挥发的；

第二步：由于精油属油性物质，需要加入一些添加剂使油水更好地混合。添加剂可以是牛奶或奶油，在普通大小的浴盆里加入1茶匙即可；

第三步：在浴盆中滴加大约5～10滴熏衣草精油，并搅拌均匀；

第四步：把自己泡在浴缸中放松，要是有用的话，喷一点在手绢上，让周围也散发点香味；

要　点：你出院时把你的小宝宝和这个精油沐浴配方一起带回家。日后的某些珍贵时间，你可以重温它的奇妙。

“有过敏的，要先做皮试，再入浴盆。皮试时，用1茶匙稀释油（杏仁油或橄榄油）加6滴所选的精油，在手前臂内侧滴上1滴，盖上邦迪，24小时后看结果，没有皮肤红疹表示不过敏。”

水 针

它是什么？有什么作用的？

水针是用无菌注射液在你腰部打一个皮丘。这项技术只用于腰痛性分娩。它是通过对大脑处理产痛信息部位加上新的疼痛刺激（水针），进而起一个干扰作用。即，用一个较弱的疼痛刺激（水针）去替代大脑对强疼痛刺激（宫缩痛）的感受。水针能在几分钟内起效。

据统计，大约有30%的产妇在产程中经历腰痛[23]。

你知道吗

它是怎么做的？感觉如何？

护士或者助产师（士）会让你躺在一个舒服的位置，可以是侧卧或屈伏在床上。酒精擦拭消毒后，微量的无菌注射水注射到腰背部皮肤，共4针。注射时会有点烧灼痛，类似蜜蜂蜇伤的感觉，持续30～60秒钟。注射痛消失以后，下次的宫缩，你会明显感到腰痛减轻。有些产妇反映，注射一个皮丘后，腰痛会缓解1～2小时；而另一些说它没有作用。

你为什么选择水针？

☺ 你有严重的分娩腰痛；

☹ 你不希望在产程中用药。

水针真能缓解腰痛吗？一些研究提示，70%～90%采用水针的产妇，注射后分娩腰痛得以缓解一个多小时[24]。

水针的使用时机

鉴于这项治疗只换来短暂的（1个多小时）镇痛，选用时机完全取决于疼痛的严重程度。用0～10分来进行疼痛评分，要是已经到7分以上了，你得考虑用它以从中获益。

你爱人的作用

你爱人可以在你接受注射时，握紧你的手让你有个依靠感，但注射完毕后，不要去摸你的注射区域，否则会降低疗效。

水针的优点

☺ 除了注射痛外，没有发现其他不良反应；

☺ 操作简单，起效迅速；

☺ 没有用任何药物；

☺ 可联合使用其他静脉药物。

水针的局限性

☹ 许多产房不开展这项治疗；

☹ 注射本身挺痛的，但比分娩腰痛轻得多；

☹ 腹部的产痛无用。

研究显示

一项关于水针效果评定的研究，观察了83位产程初期腰痛、用了水针的产妇。"除6人以外，其余产妇反映注射后腰痛立即完全消失，大多数持续了长达3个小时，"并且可在疗效过之后再次注射。"半数以上的产妇，在第一产程中不再要求其他镇痛治疗。"83位中的67位产妇下次还会用这个方法[25]。

医务人员的看法

注册护士—助产师、从事家庭接生、运用常规水针多年的：裘德斯滕·斯兰

"水针是缓解分娩腰痛一个最有效的方法。我常常告诉产妇，注射后会有1分钟的剧烈烧灼痛，接着，你的腰痛会明显减轻。大多数产妇很惊讶，灼痛后腰痛真的好多了。"

经皮电刺激神经仪

它是什么？有什么作用？

经皮电刺激神经仪，也叫"电按摩"，是由仪器发射电刺激到特定神经部位来缓解疼痛的，或者说是分散对疼痛的注意力。"电按摩"可以用于多种疼痛的治疗，也包括产痛。"电按摩"是个小型手提式仪器，电视机遥控器

大小，电极贴片贴在疼痛部位或周围区域，由导线连接到刺激仪上。刺激仪能发射两种不同的电刺激，一种是冲击式的，用来治疗慢性、中等程度的疼痛；另一种是持续性的，用来治疗急性、短暂性疼痛，如宫缩痛。

“电按摩”发射的电刺激，阻断了神经向大脑传递的疼痛信号，也可能促进机体产生天然的镇痛物质——内啡肽。“电按摩”的镇痛机制与前面提到的水针相似。

它是怎么做的？感觉如何？

你自己控制“电按摩”仪，开启仪器后，它会发射中等强度的电刺激传到电极贴片所在的皮肤，产生轻微的针刺感。一些产妇反映“电按摩”能减轻产痛，分散注意力，使得她们对宫缩有更好的耐受力；也有人说它没用。“电按摩”对那些不愿意选择硬膜外镇痛及其他镇痛药的产妇，无疑是一个很好的方法。或者，你也可以在产程早期使用“电按摩”，推迟硬膜外镇痛和其他镇痛药物使用的时间。

“电按摩”的使用时机

“电按摩”需要30分钟起效，产程早期使用效果最佳。在产程的活跃期，“电按摩”往往不能起到足够的止痛作用。“电按摩”是需要医嘱的，必须在你去产房前安排妥当。

你爱人的作用

在接受“电按摩”的同时，你爱人可以继续他的精神支持。你得和医务人员配合调整电极的位置和“电按摩”的设置。

“电按摩”的优点

☺ “电按摩”能与其他镇痛措施合用；

☺ “电按摩”能推迟或者避免镇痛药的应用；

☺ 你能控制及调正电刺激强度。

“电按摩”的局限性

☹ 并不是所有产房都有“电按摩”；

☹ “电按摩”并不是人人有效，即使是在产程的早期；

☹ 2%的人对导电胶、胶带、电极片皮肤过敏。

研 究 显 示

分娩镇痛“电按摩”的使用效果存在争议。一个研究表明，大部分参与调查的人（初产妇中的72%，经产妇中的69%）认为“电按摩”能有效缓解分娩痛[26]。然而，一个临床研究综述发现，“电按摩”并不能缓解分娩痛。这项涉及712名产妇的研究得出的结论是：没有足够的证据证明“电按摩”能缓解分娩痛[27]。

医务人员的看法

私人诊所的理疗师、曾经主持过一个“电按摩”对分娩镇痛的效果的研究、“电按摩”是自己头胎的分娩镇痛方式的：玛吉·比辛格尔

“‘电按摩’真的有帮助。我是引产的，待产的头几个小时，‘电按摩’确实减轻了点疼痛，随后我用了硬膜外镇痛。硬膜外镇痛非常神奇，但‘电按摩’在产程早期有它的作用。尽管后面两胎还是选用了硬膜外镇痛，但我还是相信‘电按摩’是那些不想用或不能用硬膜外镇痛产妇的一个很好选择。”

你需要询问你的产科医生或助产师（士），看看分娩中可不可以用“电按摩”。

产 球

它是什么？有什么作用？

产球是一种大大的、充气的乙烯基球，与健身房或体操房看到的健身球相似。以往这种健身球是理疗师用作康复的，现在在产科流行起来。

产球是让你分娩时坐在上面，方便你移动和改变体位。它会让你舒服些，而这是坐着或躺在床上无法做到的。坐在产球上，也能缓解会阴部（阴道和直肠口周围）的压力。

它是怎么用的？感觉如何？

产球是圆的、来回晃动的、不稳定的，你坐到产球上或者在上面摇动时，得有人帮你保持平衡。许多产妇会整个人扑卧在球上，四肢悬挂在球边，这样的话，你的手臂、手掌、膝盖会减少些牵拉或压力。你也可以蹲坐在产球上，要是不舒服走动的话，产球是可以让你活动活动的。

一些产妇感到用产球改变体位比在椅子或床上来得舒服容易。除了方便你改变体位外，产球自身的质感也让你有个柔软的表面触摸。

产球并不能减轻分娩疼痛，但是它能提高你对宫缩痛的应对能力。

产球的使用时机

产程早期，你可以在家中用产球，会让你感觉好一点的。还可以把产球带到产房（一些医院也会有他们自己的产球）。产球可以贯穿在整个产程中，即使你打算硬膜外镇痛分娩，有的医院还是允许你在他人的帮助下继续使用产球。

你爱人的作用

😐 在产球上的时候，你爱人可以帮你保持平衡；
😐 当你在产球上找到舒适的位置后，他照样可以按摩。

产球的优点

☺ 帮你找到舒适的体位，更好地对付产痛；
☺ 加快胎头下降，松弛骨盆；
☺ 无任何不良反应；
☺ 使用非常简便。

产球的局限性

☹ 并不是所有产房都提供产球的；

☹ 某些镇痛药带来的嗜睡和平衡失调可能限制了产球的使用；

☹ 如果你对乳胶过敏，就不能使用含有乳胶成分的产球。

医务人员的感受

导乐、分娩教育人员、几部关于分娩书籍的作者：宝琳娜·佩雷斯

“产球的使用非常简便。一坐在圆形的球面上，产妇就得活动，使用的方法是可以多种多样的。产球的大小应根据产妇身高来确定，合适的产球使孕妇重心高于自己的支撑点，为了保持平衡，产妇足、腿、髋、脊柱的肌肉就得活动。坐在产球上，产妇的髋关节和膝关节都应该成90°，膝盖位于脚踝的正上方。

“直径为65厘米的产球似乎最适合产妇。产球应充气到有点结实但仍能用力揿下去的程度，这样方便滚动。大多数产房都备有各种不同型号、不同形状的产球，以方便护士、助产师（士）及其他医务人员选用，满足每个产妇的特殊需要。”

第七章

剖宫产分娩

——硬膜外麻醉、腰麻和全麻

剖宫产分娩的确切定义是什么？

剖宫产指胎儿是从产妇腹部、子宫切开的口子中生出来的手术分娩。胎儿一般在手术开始后5分钟内产出，整个手术需要45分钟左右。尽管剖宫产是个腹部大手术，但它的并发症并不多见。术后支持治疗加上镇痛药物，产妇的恢复大多平稳。

你知道吗

约有25%的美国产妇是剖宫产的，每年大约有100万婴儿是剖宫产的。

大龄产妇更容易选用剖宫产分娩[1]。

剖宫产两大主要原因：

1. 择期剖宫产（几乎都是以前有过剖宫产的）、阴道分娩失败（如难产）；

2. 难产有很多原因，通常是胎头过大，不能通过产道；也有可能是宫缩强度不够，胎儿无法娩出；或者宫颈扩张不全，胎儿不能通过宫口。

其他一些需要剖宫产的因素：

😐 胎盘在子宫口（前置胎盘）；

😐 胎盘过早从子宫剥离引起大出血（胎盘早剥）；

- 脐带先到宫颈或阴道，受胎儿的压迫，阻断母体对胎儿的供血供氧（脐带脱垂）；
- 母亲有活动性生殖器疱疹；
- 胎儿臀位（胎臀在先）或横位；
- 产妇或胎儿情况危急（如母亲高热或胎儿心率减慢）；
- 产妇有糖尿病或严重高血压等疾病需要剖宫产。

剖宫产的麻醉方式有哪些选择？

分娩过程中出现意外，不得不做剖宫产的时候，镇痛方案的变化会很大。依据产妇和胎儿的情况，有三种剖宫产镇痛方案：大多数择期剖宫产的，采用蛛网膜下腔阻滞（腰麻）；阴道分娩半途而废，改成剖宫产的会用硬膜外麻醉镇痛；还有10%的产妇，分娩过程中因情况紧急而采用全麻。

硬膜外麻醉

如果产程中已经用了硬膜外镇痛，只需简单地往硬膜外置管中追加一些局麻药物，便可以使产妇术中、术后有足够的镇痛效果。〔美国妇产科学院强调，应尽早对高危产妇使用预防性硬膜外置管，有一箭双雕的作用：在分娩镇痛的同时，以防万一因母亲或胎儿的紧急情况剖宫产，能避免全麻（见本章后面），并以最快的速度、最小的代价、最小的母婴不良反应，把胎儿生下来。——译注〕

有了硬膜外导管，你还可以用一种无防腐剂吗啡用于你术后的疼痛缓解，持续到硬膜外置管拔除后若干小时。分娩过程中如果没有做硬膜外镇痛的产妇，则会用腰麻。

腰 麻

腰麻通常是没有硬膜外镇痛产妇剖宫产的首选麻醉方式。

它是什么？有什么作用？

腰麻也称蛛网膜下腔麻醉，是用一种极细的针往蛛网膜下腔（脊髓所在的腔隙，但在脊髓的下方——译注）注射局麻药，药液直接注入脑脊液（神经和脊髓浸泡在脑脊液中——译注），胸口以下部位会马上完全麻木。

腰麻和硬膜外镇痛有三个不同，首先，腰麻的药物是直接注入脑脊液中（不像硬膜外镇痛是在脊髓外的囊腔内）；其次，腰麻只是在蛛网膜下腔一次性用药，不留置持续滴注镇痛药物的导管；第三，硬膜外镇痛的起效时间通常需要10～30分钟，而腰麻起效较快，常常少于5分钟。

它是怎么做的?

腰麻的步骤

第一步：蜷曲抱膝状侧卧或坐在床沿，腰背皮肤消毒后，盖上无菌塑料单或无菌纸（美国大多取坐位——译注）；

第二步：腰麻进针部位，先用局麻药打一个皮丘，会感到一些刺痛，但不会比拔牙前的局麻注射疼；

第三步：一根很细的针将局麻药注入到脑脊液中，通过脑脊液把浸泡着的神经和脊髓暂时性地痛觉阻滞；

第四步：麻醉医生会不断监测你的呼吸和血压，解答你对这种麻木状态的疑虑。有人可能对胸部麻木会有一种透不过气来的感觉、不太习惯、感觉不正常，但只要你手有力、能自然说话，就不是问题。麻醉医生会自始至终和你在一起，保证一切平稳正常。有个帮助检查自己呼吸是否正常的小窍门：观察氧气面罩上呼出的水蒸气，便可确定你是否呼吸正常。

许多产妇说，她们在腰麻药物起效时，感觉下肢发热或针刺感，这种感觉由双脚向上蔓延到腿部、躯干。硬膜外镇痛也类似。药物起效很快，下肢马上会麻木变沉，脚趾到胸部顷刻间全部麻木。一些产妇会感到呼吸不畅，甚至气短（深呼吸困难）。存在这种感觉的原因是，麻药起效后的胸口麻木，你自己对呼吸的感觉消失了。其实，你呼吸很好，也很正常。

依据药物用药量多少，腰麻后的麻木感一般会持续2～4小时。在局麻药产生的麻木消失后，用于腰麻和硬膜外镇痛的长效镇痛药——无防腐剂硫酸吗啡，会让你的切口痛减轻到很轻微、甚至无痛，再持续18～24小时。这种吗啡给药途径的优点是，在药物注射到脑脊液后，保留在脊髓中，持续作用于神经，达到镇痛效果。药液不进入血液循环，镇痛效率高，持续时间长，不良反应小。在这期间，如果仍然感到不够舒适，还可以加用其他药物。

腰麻的感觉如何？

对腰麻的感受取决于你分娩所处的状态。择期剖宫产的，可能已经为其做好了充分的准备。你已经有时间预计到，在产程中会体验到麻木，你的感觉或许更多地被知道自己几分钟后就要见到新生命的兴奋劲所冲淡了。紧急剖宫产，你对分娩镇痛关注可能不多，而是更多地注意到所有发生在自己周围的事情，从产房到手术室。

你为什么选择腰麻？

☺ 择期剖宫产，首选腰麻。当然，有些麻醉医生会用硬膜外镇痛。

用于腰麻的药物

经典的腰麻药物是：布比卡因，一种局麻药；吗啡类药——芬太尼；无防腐剂吗啡，一种术后长效镇痛药。

你爱人能做什么？

做腰麻的时候，爱人是否允许在手术室，取决于你所在的医院。大多数医院是不允许有家属在场的，但有些医院允许你爱人在手术开始后进入手术室，见证你们宝贝的出生。

腰麻的优点

☺ 会获得快速完全的镇痛；

☺ 比硬膜外麻醉的药量少；

☺ 腰麻不引起神志变化，你在整个分娩过程中都是清醒的。

腰麻的局限性

☹ 没有导管（不像硬膜外麻醉），只能一次性用药。

☹ 在非常罕见的情况下，它的持续时间不够长。

腰麻对产妇的不良反应

☹ 一些产妇在剖宫产后偶尔会出现头痛，这种情况有时是由于腰穿时刺破了硬脊膜，部分脑脊液外漏所致。

新研制的针头可以最大限度地减少头痛的发生。腰麻后产妇发生头痛的比例约1%[2]；

☹ 麻药会使产妇的血压短暂性的降低，不是什么严重的问题，必要时，静脉补液或药物就可很快纠正；

☹ 全身皮肤瘙痒很常见，但都比较轻微。要是严重的话，用些药物就可以处理这个不良反应；

☹ 恶心、呕吐不常见，但的确有产妇会出现这些症状；

☹ 腰麻产生的麻木感消失前，会出现短暂的排尿困难。大多数产妇术后都留有导尿管，所以排尿不是个问题；

☹ 一些产妇在腰麻后发抖（前面提到的硬膜外镇痛后也会出现，不用任何药物的也会出现）；

☹ 极小部分的产妇，会损伤神经或引起感染[3]。

腰麻对新生儿的不良反应

腰麻时只有极微量、可忽略不计的药物能进入新生儿体内。腰麻造成产妇血压下降后，可能导致胎儿的血流减少，心率下降（即刻补液和加用其他药物可以纠正）。

不能做腰麻的情况

😐 你有凝血病史或正在服用影响血凝的药物。产前，你应该和产科医生或麻醉医生讨论一下；

😐 你有某些神经系统疾病；

😐 曾经有过某些脊柱手术。

全身麻醉

如果没有时间做腰麻或者硬膜外麻醉，麻醉医生会采取全身麻醉，使产妇意识立即丧失，马上可以进行手术。

全麻并不用在分娩镇痛，只用在时间紧急的一些情况下，如：紧急剖宫产，或其他少见但马上得处理的紧急情况。可能是由于产妇方面的原因，也可能是因为胎儿方面的问题。

它是什么？有什么作用？

全麻后你会完全进入睡眠状态，全麻由静脉注射麻醉药开始，而你在睡眠后通过气管插管吸入麻醉气体维持睡眠。现阶段全麻剖宫产已经很少用了，甚至比10年前都少。硬膜外麻醉、腰麻和其他一些麻醉方式，凭借着它们的安全性和有效性已经取代了绝大多数的全麻。目前，全麻只用于紧急剖宫产和很少一部分分娩中出现并发症需要急诊娩出小孩的，如产程中的大出血，或不能用硬膜外麻醉的（详见第四章）。

它是怎么做的？

麻醉医生做全麻只需要几分钟。如果你不得不用全麻，你会在给药几秒钟后进入睡眠，手术中持续睡眠，术后在恢复室里苏醒。全麻时你不会感觉到痛。但苏醒后会昏昏沉沉几小时，直到药效全部消退。

全麻的感觉如何?

要是你有个马拉松式、艰难曲折的分娩过程，手术结束后宝贝终于降生，你会如释重负。或许你也会感到失望和遗憾，因为没能够意识清醒地见证他的到来，缺失这个生孩子过程中关键部分的记忆。

如果是全麻，十有八九不是你原计划中的一部分，和想象中的分娩会落差很大，可能造成你和你配偶心里的七上八下，甚至小孩很健康地出生了，这种感受还是挥之不去。要是发生这种情况，和你的护士或助产师交流不失为一个好的选择。

一旦全麻药效消退，你会开始感觉到切口疼痛，通常需要静脉追加点镇痛药。如果还是不行，你马上得让护士或主管医生知情。

用于全麻的药物

全麻药物有静脉给药的，如硫喷妥钠，异丙酚，芬太尼，地西泮和咪达唑仑；也有吸入的，如异氟醚，地氟醚，七氟醚。

你爱人能做什么?

大多数情况下，你用了全身麻醉，家属是不允许进手术室的，因为全麻过程中，你是处于昏睡中的，和他不能交流，但他会在恢复室里和你相聚。

全麻对产妇的不良反应

产妇可能会感到懊恼、不高兴

☹ 醒后头几个小时昏昏欲睡；

☹ 醒后头几个小时头昏眼花，药效一消退，也就没有了；

☹ 术后第一天会恶心呕吐，可以用一些药物来减轻这些症状；

☹ 你的喉咙会有些痛，与术中全麻时曾用气管插管维持你的呼吸有关。

严重及少见的不良反应

最严重的全麻不良反应是误吸，它指手术过程中呕吐胃内容物或胃液后，呕吐物进入产妇的肺，会造成吸入性肺炎或呼吸问题，极少数的还可能死亡。极少数指的是，每出生1 000万新生儿会有7个产妇死于这种严重的并发症[4]。麻醉医生会采取一系列预防措施来减少这种情况的发生，它们包括：①服用抗酸药抑制胃酸分泌；②在全麻后，气管插管保持呼吸道通畅，并与消化道隔离；③在放置气管插管前压迫喉结下，防止胃内容物进入气管。

这就是为什么麻醉医生总要问你最后进食的时间，这也是产妇手术前要6～8小时禁食的原因。如果是急诊手术，你又刚刚吃过东西，麻醉医生仍然可以做全麻，但呕吐、误吸的可能性会大大增加。

气管插管困难是全麻另一个很严重的问题，也是个致命的并发症。怀孕期间，口腔、咽喉、声带这些气管插管要经过的部位往往水肿，再加上乳房的增大，都给插管进入正确部位增加了难度。正是这些因素促使区域麻醉，也就是腰麻和硬膜外镇痛的统称，也有人称为半麻，成为剖宫产最好的麻醉选择。

全麻对新生儿的不良反应

尽管全麻药物对新生儿的影响很小，但药物是会通过胎盘作用于新生儿的。事实上，全麻的产妇都处于睡眠状态，但出生的新生儿正常情况下并不是睡着的，实际工作中，所见到的也大多是生龙活虎的。有些产妇用了全麻后，新生儿出现麻醉药物进入体内的征兆，出生时懒洋洋的或无精打采的。不要忘记，这些产妇往往在产程中出现了紧急情况，需要通过剖宫产来快速结束分娩，这种紧急情况本身在引起新生儿短暂性嗜睡中的作用比麻醉药的影响更大。

恢复期镇痛

止痛不管是术中、术后都是很重要的。剖宫产后，术后静脉通路会保持两天左右，镇痛药物可以通过静脉通道减轻你的疼痛。去除静脉通路后，医生会给你开一些口服镇痛药，以保证你住院期间的舒适。

产妇在剖宫产后回家时会带上一些镇痛药，以继续控制切口疼痛。情况好转后需要减少剂量和服药的次数。一些产妇回家后几天，感到好了就可以停药；也有些要服药两个星期左右。要是回家后服了药，疼痛还是很剧烈，你就得找医生。

照顾好你的小宝宝，享受你的一切

剖宫产后你不必忍受疼痛的

一些产妇不情愿术后服用止痛药，怕会产生药物依赖、成瘾。其实，这种担心是大可不必的。事实上，不按照规定服药，随之造成的突破性疼痛可是很大的挑战：没有了镇痛药的作用后，疼痛“反扑”回来，那种“起死回生”的疼痛是很难处理的，镇痛药的用量会远远比常规的大，不良反应也就大了，反而得不偿失。

剖宫产后止痛及母乳喂养

你的舒适不仅为自己，更是为了你的小宝宝。你舒服了，母乳喂养就可以早开始。研究表明，剖宫产后短期服用一些止痛药，如阿司匹林、对乙酰氨基酚（扑热息痛或泰诺）、布洛芬，和母乳喂养并不冲突。甚至一些吗啡类的镇痛药，可待因、盐酸对乙酰氨基酚羟考酮混合片剂、维柯多，也可以在母乳喂养期间服用[5]。美国儿科学院说“母亲在母乳喂完新生儿之后，或在新生儿要睡觉前服药，可以减少药物对新生儿的影响。[6]”

剖宫产分娩后互补替代镇痛

许多互补性和替代性止痛方法，也都可以应用在恢复期。那些产后不想太多依赖药物镇痛的，恢复期间还可以继续用呼吸、放松技巧、针灸、自我催眠等方式缓解疼痛。

要是这些非药物方法不能提供足够的止痛效果，你可以重新考虑服用止痛药。你可不要有个痛苦的产后恢复啊，舒舒服服，该有多好啊!记住，一个舒适的妈妈，能够把更多精力放在照顾小宝宝上。

第八章

你不是第一个
要求无痛分娩的

医学界一直反对使用分娩镇痛,但作用不大,我们的产妇一直在给我们施加压力,分娩镇痛只是一个时间问题

——詹姆斯·杨·辛普森，1847年首次将麻醉应用于分娩的麻醉医生

无痛分娩：一个最古老的渴望

你不是人类历史上第一个寻求无痛分娩的产妇。我们有时以为减缓分娩疼痛只是我们这个时代的事，你可能听到过许多类似的说法："多少世纪以来妇女们从来都是在没有所谓的现代镇痛条件下生儿育女的。"然而，这种说法没有提到的是全世界几乎每种文化的妇女同胞们都一直在寻求有效缓解产痛的办法。无论是用古代的草药还是现代硬膜外镇痛技术，人们对于分娩镇痛的追求就没有间断过。

本章的目的是回顾分娩镇痛的历史，使你清清楚楚地意识到并不只有你期待轻轻松松、无痛分娩。你之前世世代代的女同胞们都一直在寻求减轻分娩痛苦的办法。你能在这章中看到，有些用了几个世纪的方法很有创意，有些很古老，有些有危险，也有些方法真的很奇怪。

本章中我们要讨论历史上对分娩镇痛的不同态度，包括以下几点内容：

- ✓ 现代麻醉发明之前的一些有意思的分娩镇痛方法；
- ✓ 对分娩镇痛的态度；
- ✓ 妇女为分娩镇痛所展开的激烈的政治斗争；
- ✓ 不能决断回到自然分娩；
- ✓ 现代镇痛方式中的"新""旧"混合。

历史上的分娩镇痛方法

现代麻醉发明之前有一些分娩镇痛方法，其中有些是很奇怪的和非同寻常的。现代麻醉的新纪元始于1846年10月26日，波士顿马萨诸塞中心医院第一次在公众的注视下成功地用乙醚为手术进行了麻醉。那么，这之前产妇是用什么来减缓分娩疼痛的呢？有证据表明在古文明国度的巴比伦、埃及、中国和巴勒斯坦都出现过各种试图减缓妇女产痛的方法。很多方法是建立在积极地面对产痛的思维方式上的，比如分娩时让产妇戴上戒指、项链，以及依靠神奇粉末的魅力[1]。

古代的减轻产痛的方法有吸入罂粟壳大麻制作的粉末，喝混有某些植物的汤药，或者喝一种撒上母猪粪便粉末的饮料（有时掺些蜂蜜酒）[2]。

那些基于分散产妇对产痛注意力的原始方法与今天某些分娩镇痛方法是异曲同工，没有多大区别。有些方法还沿用至今，比如热敷、按摩、草药汤等。

分娩过程中用的热敷、按摩镇痛的详细描述源于唐纳德·卡顿医生。他是一位产科麻醉医生，也是一位产科麻醉历史学研究者。根据卡顿医生所说，“最早可以发现的分娩镇痛的记录是在公元前1世纪、希腊医生的一篇妇科文献中。建议医生‘用温暖双手接触产妇，将浸有温热甜橄榄油的毛巾放在产妇的腹部和外阴，装有温热橄榄油的盆放在一边以维持温热的甜橄榄油湿润毛巾。’”

卡顿医生介绍了精通医药的清教徒牧师柯顿·马瑟推荐的镇痛汤药。建议产妇喝“烤箱中慢慢烘烤干的鳗鱼胆汁和肝脏制成的”或者“枣、石砺、琥珀和小茴香种子混合的”汤药来减轻分娩时的疼痛。

催眠镇痛（催眠术）

1836年，也就是麻醉引入分娩镇痛之前10年，法国医生兼催眠师格鲁伯特建议用催眠术来减轻分娩时的疼痛。那时，催眠术已经用于外科的手术镇痛，但还没有在分娩过程中使用。整整10年，只有了两例成功的催眠镇痛病例报道。美国的那例是宾夕法尼亚州兰卡斯特大学的法内斯托克医生1846年报道的，恰好是麻醉作为分娩镇痛的前1年[3]。

放血法（蚂蟥法）

19世纪初期， 在美国放血法被广泛地应用于医学上，方法是让蚂蟥贴在皮肤上吸血达到放血的目的。本杰明·拉什医生推荐这种方法，建议一天放血量至少1 700毫升以上。他的理论是分娩时的疼痛会刺激产妇的中枢神经，这种刺激可能是有害的，放血可以使她们的神经系统解压，避免产痛刺激引起的损害。

分娩凳

数百年来，中央有孔的小木凳（有点像便器）一直作为分娩时最舒适的工具使用。产妇临盆后，坐在这种凳子上；出生时，接生者双手在凳子下接住小孩。

对分娩中使用镇痛技术的态度

麻醉引入分娩之前的很长一段时间（现在有时还依然如故），宗教信仰在产妇分娩中扮演着很重要的角色，很多宗教领袖们（大多是男性）对社会的法律和道德有着很强的影响力，他们反对妇女使用分娩镇痛。

以《圣经》为例，它是禁止缓解妇女产痛的佐证，书中认为产痛是上帝给夏娃和她的后代（所有的妇女）在伊甸园违背上帝意愿的一种惩罚。宗教领袖们引用其中的一段话“我会让你的怀孕和痛苦同在，在痛苦中迎接你的孩子”来证明避免产痛就是违背上帝的意愿。

1521年，德国曾有一名男扮女装的医生进入产房（那时产妇分娩是不允许男性在场的）试图减轻产妇分娩时的痛苦，结果被人发现，绑到柱子上用火刑烧死[4]。

分娩痛苦是神的惩罚的信念几乎盛行了整个（西方）人类历史。事实上，医生用鸦片镇痛已经有好几个世纪了，吗啡则是19世纪早期发现的，但这两种药都没有用于分娩镇痛（部分原因是医生担心鸦片或吗啡对产妇和新生儿带来危险）。

除了宗教对减轻产痛的反对态度外，许多医生也认为，分娩痛苦是个自然现象，不需要医学干预也不需要分娩镇痛。

有关分娩疼痛的宗教阐述已经为现代社会所挑战，现在世界上的大部分宗教领袖（包括教皇）已不再把产妇的分娩镇痛看作为违背上帝的意愿。事实上，目前对《圣经》的解读中，已把产妇生孩子是“痛苦”的解读成“艰辛”的了（这就成了:“我会让你的怀孕和艰辛同在，在艰辛中迎接你的孩子”——译注）。

麻醉终结了黑暗：历史的里程碑

18世纪镇痛技术第一次用于分娩

1846年麻醉被发现， 在人类历史上第一次，不再让外科手术病人忍受疼痛了。今天我们认为这是理所当然的。然而几千年来，病人都是在极度清醒和充满痛苦下，承受着手术和其他医学操作的折磨。麻醉药物的发现， 能让病人在熟睡中毫无痛苦地手术，这是人类历史上的一个深刻变革。这种减轻疼痛药物的发现，不仅很快普及到各种外科手术病人，也普及到了产妇。

1847年， 即麻醉第一次用于手术后1年，一名叫詹姆斯·杨·辛普森的苏格兰产科医生用乙醚第一次成功地为一位骨盆畸形的产妇进行了无痛分娩。而后，他的整个职业生涯都致力于麻醉在产科中的应用，不断改进镇痛的药物和技术，影响着欧洲和美国产妇生孩子的经历。

最先受益于麻醉的产妇

分娩镇痛与公共道德的冲突一直没有间断过，随着牧师们开始失去在产妇分娩上的影响，这个精神枷锁才得以逐渐解除。1853年，英格兰女王维多利亚，在生第八个小孩——利奥波德王子时，挑战性地选择了吸入氯仿减缓产痛。后来女王授予她的麻醉医生琼斯·斯诺骑士头衔以感谢他在医疗上的帮助， 也同时授予产科医生詹姆斯·杨·辛普森骑士头衔， 尽管他不是女王的私人医生， 但他为分娩镇痛贡献巨大。

维多利亚女王之后，能够找到愿意提供氯仿的医师从而减缓产痛的那些孕妇算是很幸运的。那些有政治权威和经济实力的女性开始责问教会和医疗权威，要求减缓产痛，提供更好的产妇和新生儿医疗[5]。

“非常骄傲地能成为尝试这种减少分娩疼痛方式的先驱者……这无疑是这个时代最大的福音，我非常高兴能生活在这个时代。”1847年，马萨诸塞州剑桥市，范妮·阿普尔顿·朗费罗[6]。

第一个在分娩中尝试麻醉的美国妇女是范妮·阿普尔顿·朗费罗，著名诗人亨利·沃兹沃思·朗费罗的妻子。当时美国还没有应用麻醉分娩的，朗费罗女士找到一位很有经验的乙醚行家，弥敦道·库利·克波医生（后来是哈佛大学口腔学院的院长），1847年，她在吸入乙醚麻醉下成功地生下了一个小女孩。此后，她竭力地推荐这种新型镇痛方式。

20世纪早期的分娩镇痛

♀妇女们为分娩镇痛所做的政治斗争

麻醉发明后不久，美国和英国的妇女们很快发起了社会政治斗争要求分娩镇痛，她们运用自己的政治和经济力量呼吁社会改善她们及其孩子的健康医疗。

改善母婴健康、减轻分娩疼痛，是那一时期的主要议题。由于还没有有效的节育方法，几乎不能计划生育，生育年龄的妇女大都把时间花在怀孕上，生育了很多的孩子。

20世纪早期产妇分娩是很危险的，整个世界都是如此，医疗最发达的美国和英国也不例外。事实上，那时的医生在给病人检查和治疗后是不洗手的，难怪那时的母婴死亡率居高不下。在认识到感染可以从一个病人传给另一个病人之后，医生开始在检查前洗手。这一措施的实施让产妇死于感染（当时称为产褥热）的人数急剧下降。

美国和英国女权主义的一个中心议题是让所有的妇女都享受到这种人性化的分娩方式，而不仅限于那些名门贵族、富贵太太们。19世纪中后期到20世纪早期只是有钱有势的妇女才能享受无痛分娩这种“美事”，一些民间组织开始努力纠正这种社会不公正的待遇。

“这个国家还保留着很残酷的等级差别，像似我们还生活在石器时代，有钱的准妈妈可以不用遭受分娩的痛苦，而贫穷的却还是一如既往。”一位英国作者发表于1942年《妇女》上的来信[7]。

那些早期要求改善妇女儿童医疗保健的女权主义者，对医疗机构麻木不仁和拖拖拉拉的作风造成不能广泛实行分娩镇痛，极为无奈。通常，是以下三种情况致使医生不太愿意提供分娩镇痛：

1. 尽管大多数产妇喜欢无痛分娩，医生还没有完全赞成分娩镇痛对母婴的益大于弊，尽管初衷很好，很多医生还是害怕麻醉给母婴带来不良反应和不必要的伤害。

2. 大多数新生儿都是由助产师（士）接生的，而不是医生，助产师（士）是没有麻醉处方权的。

3. 大多数医生认为分娩疼痛是妇女分娩过程中的自然现象[8]。

一些对妇女产痛持积极态度的人建立了几个政治组织，这些组织的任务是帮助克服那些对分娩麻醉镇痛持反对态度医生的障碍。

♀全美黄昏睡眠协会

20世纪早期，美国记者玛格丽特·特雷西和康斯坦斯路·义普曾写道：女性们呼吁医生，要是能成功帮她们从产痛中解脱出来，就能使“一半的人类免受这个古老的折磨，而另一半人（男性）是永远不会懂得这种折磨的。[9]”

1914年美国拥有经济实力和政治权利的女性建立了一个组织，宗旨是把在欧洲成功应用于分娩镇痛的一些新技术带给美国妇女。黄昏睡眠法是结合吗啡和东莨菪碱两种药物的镇痛方法，吗啡能使痛觉变迟钝，东莨菪碱有镇静作用，还可以消除产妇的不愉快记忆。

用了这种疗法的产妇常常行为失控或行为怪异。由于只用很少量的吗啡，吗啡的镇痛作用有限，大多数产妇还会疼痛呻吟。但事后很多产妇却没有意识到疼痛，这要归功于东莨菪碱的遗忘作用，这就是那时报道中的无痛分娩。

创建黄昏睡眠协会的妇女们成功地推动了睡眠法在分娩中的运用。她们召开集会鼓动妇女，要求所有美国妇女都能用上这种方法。这些运动的目的是给医疗机构施加压力，要求它们答应给予遭受疼痛折磨的产妇足量的镇痛。

那时，这个组织良好、资金充足的团体的重要障碍是，睡眠法并不能充分地分娩镇痛，所能做的也只不过是消除了（也不是全部）产妇分娩过程中的痛苦记忆。大多数的产妇没有察觉到，由于产妇不能自控，医生们通常用棉花和油脂塞住她们的耳朵、用黑布遮住她们的眼睛，以减少刺激和保持安静。此外，还有把产妇绑在床上以减少她们对自己或他人的伤害。

全美黄昏睡眠协会的末日与一位大力倡导睡眠疗法、表现突出的协会积极分子有关，她在使用这种分娩镇痛中死亡。尽管不能把那位成员的死因归罪于黄昏睡眠疗法，但大众对它的安全性产生了怀疑。这一悲剧的出现以及随后担忧其安全性的言论四起，然而这种方法还是在美国的医院中一直沿用到20世纪60年代（1960～1970年）。

♀英国国家生日信托基金会

“1853年维多利亚女王第一次用氯仿……普通产妇不得不等上76年，等到了首相夫人的倡导，才能得以分娩镇痛。”

—弗吉尼亚·伍尔夫，1948年[10]

1928年，也就是美国黄昏睡眠协会瓦解十多年以后，一群有钱、有政治关系的英国妇女成立了一个组织，旨在全方位地改善妇女儿童医疗健康。那时，英国一年几乎每200名妇女中就有1人死于分娩[11]，国家生日信托基金会成立的目的是要减少这个统计数字。她们举行集会呼吁改善产妇医疗、通过资助培训导乐和接生护士，在全国范围内提高产妇的医疗服务。这项基金支持各种分娩镇痛的发明和推广，资助一些以普及分娩镇痛为目标的机构，使所有的妇女不论社会背景或收入多少都能享受分娩镇痛。

一位受此资助的英国医生发明了一种小玻璃球囊，分娩时，产妇自己或医务人员打破玻璃球，里面特定量的氯仿挥发到面罩里，产妇吸入后可以减轻产痛，但不会造成意识不清。当然过量还是会导致产妇意识丧失的。这种玻璃球囊的生产是由该基金会出资的，由医院免费发放给那些低收入妇女和家庭。这只是基金会承担的众多项目中一个例子，她们致力于帮助所有英国妇女获得分娩镇痛。

20世纪40～70年代：从麻醉分娩回归到自然分娩

并不是所有的医生和产妇都相信麻醉分娩的可取性，一些人拒绝麻醉，担心麻醉会给母婴带来不良反应。还有一些担心镇痛药对分娩的干扰。生孩子用麻醉、从家里到医院、医生在分娩过程中扮演的角色等一系列问题都是产妇和医生以前没有面临过的。

到了20世纪50年代，美国及欧洲一些国家的产妇分娩变成了制度化规范化的产物。一旦医院和医生承担起分娩的责任，产妇对自己的分娩过程几乎没有多少掌控权。这种新的制度化进程很快就遭到了新一代倾向自然分娩的产妇和医生的反对，他们崇尚不包括麻醉用药在内的任何医疗干预。

♀格兰特利·迪·瑞德

在英国，有位医生从倡导药物分娩镇痛转而成为倡导自然分娩并产生了深刻的影响。格兰特利·迪·瑞德是一位反对麻醉镇痛的产科医生，他鼓励妇女们相信“自然规律告诉我们，健康地生下小孩从来不会是痛苦的”。他是把恐惧和疼痛联系起来的人之一，当时认为，产妇分娩时的恐惧启动了机体的“战或逃”反应，释放一些化学物质阻碍子宫肌肉的正常收缩，引起子宫肌紧张，最终导致疼痛。

迪·瑞德医生认为产妇们应该避免使用分娩镇痛药，保持意识清醒，享受分娩过程。他认为让刚分娩完的产妇和新生儿在一起是很重要的，他也是鼓励父亲作为参与分娩过程的第一人。

对迪·瑞德医生观点的批评声，一直没有中断过，有人对他的恐惧引起子宫强烈收缩导致疼痛的结论质疑，有人反对他的分娩知识和信息可以消除分娩疼痛的主张。

尽管诋毁他的人大有人在，格兰特利·迪·瑞德还是得到了那些在美国和英国医院产房里待产、对分娩制度化和强制化唉声叹气的产妇们的支持。他有关自然分娩、出版于1933年的著作《没有恐惧的生孩子》，现在还有人在看，他对分娩中的恐惧—紧张—疼痛综合征的阐述引发了一些自然分娩技术的发展。

♀罗伯特·布拉德利

罗伯特·布拉德利是一名美国妇产科医生，在20世纪40年代末创立了一个自然分娩哲学，这个哲学流行了好几年。布拉德利医生认为妇女应该有个没有药物干预的自然分娩，并创立了“丈夫指导分娩”模式。这方法现在可能听起来有点过时，但把丈夫们从分娩的见证人变为积极参与者，可是当时的一种全新的理论。

布拉德利医生指导妇女及其丈夫一种特殊的呼吸方法，来减轻生孩子的疼痛。他认为经过适当的训练、准备和支持，产妇应该可以自然分娩的。

20世纪60年代中期，自然分娩越来越普遍，产妇掌握了很多新的缓解产痛的方法，布拉德利呼吸法是一个较为普遍的自然分娩技术。现在美国乃至全世界仍然有很多女性在自然分娩时使用布拉德利法。

♀费尔南德·拉梅兹

20世纪40年代，一位称为拉梅兹的妇产科医生从巴黎到俄罗斯旅行，看到产妇使用一种称为心理预防的方法，用简单的呼吸和放松的技巧来减轻分娩疼痛。拉梅兹医生回法国后，扩展和推广了这些方法。他进一步改进这种理念，提出了用自我控制、快速呼吸能够分散产妇宫缩疼痛的注意力，从而达到不依靠药物的自然分娩。

20世纪60年代拉梅兹组织出现在美国，它的呼吸、放松技巧很快成为全美准妈妈中最流行的分娩方法。

20世纪60年代和90年代：硬膜外镇痛开始流行，自然分娩再次下降，产妇和医务人员在分娩选择方式上出现了分歧。

20世纪80年代、90年代，硬膜外镇痛（区域麻醉）分娩镇痛大幅度流行。现在的产妇（她们母亲在生下她们的时候都是没有药物镇痛的自然分娩）大都选择了药物特别是硬膜外镇痛分娩，要求无痛分娩的一代再一次取代了自然分娩的那一代。在1981 ~ 1997年期间，产妇要求用腰麻或硬膜外镇痛分娩的数量大幅度增加，全美的一些大医院，硬膜外镇痛分娩量翻了3番，已经达到了66%[12]。

21世纪的镇痛：无痛分娩的发展和自然分娩的回归共存

过去10年里，整个医学领域的趋势是传统的西医中开始加入一些互替医疗的成分（第六章已详细介绍），越来越多的医生、病人倾向于用非药物干预技巧，感觉这样更有利于身体健康。这种趋势也波及到了产妇分娩。越来越多的产妇，即使要求了硬膜外镇痛，也都希望试一些非药物镇痛方法，包括那些前几年还不被看好、受主流排斥的方法。产房里也因此多了很多从前没有的技术和设备，如催眠术、水疗、香疗、产球、针灸和其他一些非医学方法，常常是在药物分娩镇痛的基础上的。产妇和医务人员对这些非药物镇痛方法的价值更多的是持中立态度，对使用硬膜外镇痛和其他药物镇痛并另外加用这些方法的，也一视同仁。

人们对待分娩镇痛的态度已经转变了，实际应用也跟着改变，超过80%的美国妇女在分娩中接受不同形式的药物镇痛。当然，还是有的产妇和医务工作人员对无痛分娩存有很强的戒心。现代麻醉已经发明了150年，无痛分娩的争议依然没有结束。

第九章

不要让这种事发生在你身上

麻醉医生、产科医生、助产师生孩子的故事

——你的镇痛计划可能会出错

你花了9个多月的时间看书、上网、和过来的妈妈们交流，做好了生孩子的充分准备，还是有可能经历一个与想象完全不同的分娩过程。或许是计划变了，或许是你或你的医务人员左右不了的，是令人不愉快的意外，也有可能处理得更好些，甚至能完全避免的。

不用花多少时间，在有关网站上阅读一些有关的文章，你能马上发现，控制产痛不是百分之一百能成功的。这可能造成一些女性的不满甚至气愤。有人反映她们的镇痛不及时或根本没用；有人谈到自己是如何下决心不用药物镇痛的，但并发症的出现或产程的延长，使她们不得不放弃药物镇痛的分娩方式；还有些女性为在无药镇痛的自然分娩时缺乏足够的支持而沮丧。

本章会介绍镇痛过程中的各种情形，反映出一些非常不同的分娩理念。从助产师描述的本想决定自然分娩却差点自己要求硬膜外镇痛的经历，到麻醉医生描述了一个初产妇复杂的、没有必要的、一点思想准备都没有的痛苦经历，她们及其小孩的故事都包含其中。你也许能从中得到启迪。

本章中：

- ✓ 你会读到专业人员在镇痛过程中的一些失误；
- ✓ 你会了解到一个意外的变化会如何影响分娩经历；
- ✓ 你会读到如何避免干扰理想中的镇痛效果的一些特殊情况。

我们有一个共同的目标：一个健康的孩子

加利福尼亚州洛杉矶市西奈医院产科麻醉主任：马克·科夫斯基医生

“我是个产科麻醉医生，在不同的地方工作过，包括大学附属医院和一个繁忙的私立医院。亲手处理过的分娩有一万多例。

“这个故事发生在洛杉矶一个著名的私人医院，它的分娩量是洛杉矶最大的。产房是待产—生产—产褥三合一的，家人和朋友可以进产房陪伴。

“一个初产妇及其丈夫，在产程启动后到了产房（产妇妊娠41周）。他们去过拉梅兹产前培训，很想‘完全自然’分娩（不用药物镇痛）。两人都是大学毕业的专业人士，一位是银行的财务，另一位是一家生物技术公司的研究人员。他们准备好了详细的分娩计划，包括怎么经历分娩和产褥，想到处走动，尽可能不要胎心监测、不要静脉点滴、不用缩宫素，想自己支配镇痛药物——不想用硬膜外镇痛。他们自己带上了产球、精油和一个导乐。

“分娩过程非常缓慢。6小时后，宫口才到了3厘米，但产妇越来越不舒服。尽管产科护士和麻醉医生解释她可以选择镇痛，她还是通过控制呼吸来度过每次宫缩，但有点坚持不住了，要休息一会。最后她接受了静脉点滴以及一个静脉镇痛药——芬太尼，一个短效的合成镇痛药。疼痛减轻了，随后的1个小时感觉好了一点。3小时后，宫口扩张到5厘米，她精疲力竭了，最终“投降”用了硬膜外镇痛。但夫妇俩担心胎儿会摄取母亲的镇痛药，不愿硬膜外镇痛中用任何吗啡类药物。产妇看上去很内疚，为没有能做到完全自然分娩感到惭愧。在用了只有局麻药的硬膜外镇痛，疼痛消失，她睡着了。

“随着产程缓慢地进展，她的会阴和盆底部很痛，需要多次追加硬膜外局麻药。麻醉医生再三解释硬膜外吗啡类药物的安全性和有效性，她的每次回绝却都是那么的坚决。没办法，只能继续追加了局麻药止痛，但她的腿越来越沉，而腰部和盆底部的疼痛还是不能完全控制。周而复始，到了用力的时候，她双腿发抖，可谓是‘有气无力’，只能勉强满足需要。这时，胎心有了变化，先开始下降然后回升，产科医生告诉她‘小孩得赶紧生下来’，让她使劲用力。

“尽管费了九牛二虎之力，胎儿还是出不来，只好上了产钳。胎儿是枕前位（面在母亲的腹侧）、脐带绕颈，产妇三度会阴撕裂（包括了部分肛门括约肌）。硬膜外镇痛给了个‘修补剂量’，以便产科医生缝合会阴。”

♀扎科夫斯基医生的建议：

“不要死脑筋，要听得进劝告，要随机应变。医生和护士会尽力满足你个人意愿，然而，你得重视他们的建议。你我的目标只有一个：拥有一个健康的孩子。尽管硬膜外镇痛可以消除大多数产妇的疼痛，但是有时分娩的因素会影响镇痛的效果。记得配合你的医务人员，灵活地调整你完整的分娩计划。

“麻醉医生百分之百地满足你的要求，可能会让镇痛变得困难。如果这个产妇接受了使用硬膜外吗啡类药物，局麻药的需要量就减少了，镇痛效果会更显著，用力也就不会有问题。不同的情况需要不同的治疗方案和药物，麻醉医生会配制出适合你的个体化的镇痛‘鸡尾酒’，同时又能应对各种突发的产科情况。硬膜外镇痛不仅有助于有效地减轻产痛，而且当出现紧急情况时，它也是一项安全保障。分娩的过程是千变万化的，也会风云突变，灵活性会让你受益匪浅的。”

分娩计划——随事而变

密歇根州皇家橡树市威廉·博蒙特医院妇产科医生：安·雷姆医生

“我是底特律市西北郊一名妇产科医生，所在医院又大又忙，年接生6 000多例。我们的产房是待产和生产在同一间的，产后转到病房。这是一家三级医疗中心，有新生儿的重症监护和高危妊娠的围生期处理。

“史密斯女士在妊娠22周的时候从其他地方转到我这里，这是她第一个小孩。第一次门诊，她带来了一份写好的分娩计划：不想要太多医疗干预，分娩的时候需要一名导乐在她身边。

"作为团队的一员，我一起回顾了她的分娩计划，认可了她要求的合理部分，讨论了一些苛刻的方面，也在计划上做了加注。

"她的怀孕一帆风顺，41周临产，和丈夫、导乐在家里待产了7小时后，上午7点三人一起进了医院产房，宫口已扩张到了6厘米，一眼就可看到一袋涨鼓鼓的羊水，胎心强劲，一切正常。产妇四处走动，还洗了热水澡。下午2点45分，检查发现（根据她的要求，减少了宫颈检查的频率），她宫颈扩张仍为6厘米。走廊上的走动、产球、热水淋浴、闻香料，都没有让她的产程进展，她同意了人工破膜。

"2小时后，她很不舒服，好像要用力了，但宫口只有7厘米。又洗了一次淋浴后她开始坐立不安、精疲力竭，要求重新检查宫口，结果还是7厘米。她变得烦躁，问我们能否帮她的忙。

"我告诉她，我要开静脉通道为她（和她的宝贝）补液，滴注缩宫素加快产程，用硬膜外镇痛使她放松下来。她同意了这一方案。她接受了硬膜外镇痛，躺在产床上休息。缩宫素加强了她宫缩的力度和频率，到晚上9点，宫口开全了，胎儿下降顺利。

"用了4小时的力，产程缓慢却还是有进展。她拒绝阴道助产（产钳或吸引器），打了个盹，她的毅力似乎奏效——胎儿开始自己从产道中下降了，最后她生下一个3.6千克、53厘米长的女孩。没有做会阴侧切，只有一点轻微的会阴裂伤，但羊水中有了胎粪（胎儿的第一次排便）。麻醉医生得插根管子把新生儿的喉部清理一下，看胎粪是否进入了气道，不能马上把宝宝放在产妇的怀里（分娩时羊水中出现胎粪是胎儿宫内窘迫的一个征兆）。谢天谢地，新生儿的气道是干净的。但新生儿还是因为呼吸不规律需到监护室观察一会儿，3小时后终于回到了父母的身边。

“我们都很庆幸有一个这么好的结局。导乐帮助产妇按摩和使用呼吸，没有超越权限，没有拒绝我的建议。产妇很高兴能经阴道自然分娩。最后她问我为什么没有马上用缩宫素和硬膜外镇痛，‘你在跟我开玩笑吧？’我回答道，‘你的分娩计划中就是这样写的，没有你的要求，我们不能使用镇痛麻醉。’她马上回答，‘我的第二个分娩计划绝对不会再这样了！’”

♀雷姆医生的建议

“如果早点破羊水、用缩宫素催产，产程很可能会短些，羊水也不会有胎粪。小宝贝就马上可以待在妈妈的怀抱。回想起来，我觉得每一个分娩计划都应该由孕妇和她相关的医生深入探讨，计划本身应该是一系列有待讨论的问题。它应被看作整个生产前后医患交流沟通的工具，贯穿整个过程。

“产妇应该认识到我们会尽力满足她们的意愿，但是在分娩过程中医疗的需要高于一切，也决定产程的一切。医生在选择方案时会把她们的利益放在第一位的，我们共同的目标最终都是想要有一个健康的小宝贝。”

杜绝失望的关键：切合实际的期望值和灵活机动的计划

堪萨斯州威奇托市韦斯利医学中心的产科麻醉医生：格里·巴斯赛尔医生

“我从事产科麻醉工作的医院有一个独立的分娩中心，为常规低风险产妇提供服务，中心与医院产房完全分开，设计和布置很家庭化，每个房间都很大，里面有涡流式浴盆、家庭式的家具、大屏幕电视、沙发、躺椅，还有配有一个独立的小房间为家属提供一个产房外的休息场所。

“准妈妈在产前门诊时，会告诉产科医生或助产师，她们希望的生产环境。要是临产时还是低风险的，她们会到低风险的分娩中心生孩子。根据产妇的要求，得准备一份分娩计划带给经管护士，以了解她们的喜好。有时看到的分娩计划是很苛刻、死板的，医务人员都无法为母婴提供安全医疗，因为有些不确定的情况会随时发生。布兰迪就是一个这样的例子。

“布兰迪是一个初产妇，想在家分娩，在她妈妈的再三劝说下放弃了这个念头。她妈妈和布兰迪体形相似，1米5还不到，怀布兰迪的时候，医生说她的骨盆很小。生布兰迪的时候，历经艰辛和痛苦，最后还是由自然分娩改成了剖宫产。她说服了布兰迪不能在家生第一个小孩。

“布兰迪在临产早期到达了分娩中心，递上了自己的分娩计划，特别强调自己要在分娩过程中不停地走动，不到万不得已不上病床；拒绝连续电子胎儿监护，同意产科护士1小时听一次胎心（用听诊器）；不想静脉点滴，要是产房规定一定要用静脉通道的话，可以静脉穿刺后封口，但不要吊瓶；她的计划还包括：‘整个产程中坚决不要药物/硬膜外镇痛，即便是自己后来要求的，也以现在说的为准。’

“当班的麻醉医生到布兰迪的房间采病史体检和麻醉评估（常规程序，可早期发现问题），布兰迪拒绝交谈，说，‘我不需要麻醉，你不要跟我再说了。’麻醉医生再三解释掌握麻醉相关病史的重要性，布兰迪没有给任何商量的余地。

“布兰迪一直持续走动，每小时躺到床上让护士听诊胎心。走到不想走了、决定躺到床上时，检查宫颈发现才开大了3厘米，胎头下降也不好。尽管分娩还处于早期而且进展也不快，布兰迪已经有明显的腹部和腰部痛。但她拒绝护士建议的所有减轻疼痛的措施。接下来的6个多小时，布兰迪的疼痛进一步加剧，但宫颈口只多开了1厘米，胎头的位置也没有变化。护士越来越难查到胎儿心跳了，布兰迪这才同意用体外多普勒胎心仪监测。最初的记录显示一切还算正常。

“十个多小时过去了，产科医生建议静脉用缩宫素加强她的宫缩，布兰迪不同意。产科医生提到，如果产程再没有进展，可能需要剖宫产，她却坚持要阴道自然分娩。护士让麻醉医生准备剖宫产，布兰迪再次拒绝采麻醉病史和体检。

“又过了6小时，疼痛不断加剧，她变得身心俱疲。胎心也不像以前那样好了，一宫缩胎心就下降。胎心不好和产道受阻，产科医生申请了急诊剖宫产，布兰迪只得签了知情同意书，要求硬膜外镇痛，这样她能清醒地看到她小孩的降生。到了手术室，见到了麻醉医生，开始了麻醉病史采访，问到一些其他医生不会常问的问题。布兰迪的病史没有太多的异常，但刷牙时牙龈出血，怀孕6个月开始的，每次刷牙都出血。再查布兰迪的凝血功能是没有时间了，得尽快剖宫产。麻醉医生向布兰迪和她妈妈解释必须在全麻下剖宫产，根据她的情况，时间不容许做硬膜外镇痛，硬膜外镇痛只有在凝血功能没有异常的情况下才能使用。硬膜外腔是一个封闭的区域，如果出血不能控制的话，会产生压力压迫神经，严重的可能会下肢瘫痪。万一布兰迪的凝血功能真的有问题，硬膜外置管出血，后果不堪设想（如果有时间，检查血液可以区别出是否存在凝血性疾病以决定可否做硬膜外置管——译注）。

“布兰迪和她妈妈为没有自己亲眼见到她们的宝贝兰德尔的降世非常失望，孩子的外婆也不能进手术室和她们在一起。

“她去手术室剖宫产时，她妈妈安慰道，一切都会好的。的确，兰德尔出生时，除了布兰迪的骨盆和他的头不能完全相吻合，出现暂时性的头颅变形外，没有其他并发症。”

♀巴斯赛尔医生建议道：

“怎么来避免布兰迪的失望和危险的经历呢？从怀孕期间阅读的资料和产前教育中，她应该已经知道生孩子有很多不可测的事情。不同的产妇，即便是同一个产妇的不同产次，都会有不同长短的产程、不同程度的不适以及刺激宫缩的需要。避免失望的关键是保持灵活性。分娩还没有开始就做好了决定肯定会出问题的。分娩计划是一个有效的沟通手段，但必须要现实。生孩子时的期望值必须与现实相适应。所有与生孩子有关的人员，从准父母到产科麻醉医生，最基本最关心的是一个安全、美满的结局。”

考虑周全，事事有准备

伊利诺伊州奥克帕克市注册护士—助产师：盖尔·瑞德曼

“我已经做了18年的助产师，最近在一家医院联营的分娩中心为产妇接生。我的宗旨是，要为那些想要自然分娩的产妇提供无医疗干预的接生服务。我把无干预定义为，在分娩过程中不使用医疗措施，例如静脉注射、胎儿监测或药物镇痛。到我们这里来的产妇，都希望避免使用药物或麻醉来减轻分娩疼痛。我不提倡药物和硬膜外镇痛，而是其他互替方法，包括水疗（水中分娩）、按摩、产球、分娩凳、自由活动改变体位（间歇性的胎心监测，但不用静脉吊针）、鼓励产妇产程中吃喝。所有这些减痛方法，都能在产程中帮助产妇。

“我会跟我的产妇事先讨论前面提到的宗旨，包括各种的选择，我的主题明确：‘这是你的分娩……你告诉我你想要什么，我们将尽全力帮助你实现自己想要的。这里没有什么规则，如果分娩过程中要加强镇痛，你必须自己提要求，我们不会告诉你选什么或有什么的，你能提额外的要求，也可以让我们推荐。’

“沙拉和她丈夫杰克已对产程了解得很透彻了。他们都是医学专业方面的，知道他们想要什么。他们报名参加了布拉德利产前教育，学习了放松技巧和非药物镇痛的各种方法。这是他们的第一个小孩，计划水中分娩。分娩计划有个独特的要求，希望避免使用硬膜外镇痛及镇痛药物。

“预产期前的两个星期，午夜时分，莎拉临产了。很兴奋地给我打了电话，为能早点见到她的宝贝兴高采烈的。莎拉和杰克在家里度过几个小时，用淋浴和背部按摩度过了分娩的早期阶段。

“4小时以后，莎拉来电说宫缩很强，非常难受，宫缩强度的激增让她猝不及防，十分害怕。我们约定马上在分娩中心见面。尽管不能确定她的产程进展，但清楚她现在需要助产师和产房。

“莎拉来到了分娩中心，每次宫缩都痛苦地呻吟，大声嚷着自己不行了。快速办了入院手续，检查发现她的宫口已经7厘米了，羊水鼓鼓的。我和她丈夫使劲给她打气，告诉她产程进展很快，马上要开始用力了，但她已经不能自控地发狂了，表示她恐怕完不成这个神圣的使命了。我提醒，她是由于产程的快速进展才痛成这样的，她已经很好了，事实上，产程快要结束了。

“莎拉不听安慰，要求了硬膜外镇痛。我和她丈夫提醒她，她的目标已经快达到了。我告诉她，她正处于过渡期，每个产妇都不想经历却都得经历的一个阶段。可以试一下水中分娩，水可以明显减轻疼痛。她的回答是‘不’；改变体位也会有用的，鼓励她不妨试试，还是一个毫不含糊的

‘不’；让她再试上1小时，就能用力把小孩生下来了。我还补充道，如果到时还没有到用力的时候，再用硬膜外镇痛也不迟，她的回答还是‘不’。

“我担心等到麻醉医生赶到、静脉滴注开始，她的宫口早都已经开全、可以用力了。还担心硬膜外镇痛降低知觉干扰用力，可能延长产程。或者，硬膜外镇痛没有用，她却会为放置硬膜外导管直挺挺地坐着度过这个过渡期。我没感到自己是在劝说别人不要用硬膜外镇痛，只是的确感到这个时候，它不是帮助解决疼痛问题的最好选择。但我还是遵循我的宗旨，这是她的分娩，我只能推荐，选择什么是她的事，她选的是硬膜外镇痛。

“莎拉从分娩中心转入了医院产房，开始静脉滴注。结果她的静脉很难扎，护士试了3次后，叫来了麻醉医生（美国麻醉医生是负责注射难打的静脉的——译注），还是很困难。在这期间，莎拉尽力躺在床上，用上了胎儿监护仪，这也是硬膜外镇痛必要的。整个过程有点令人左右为难、坐立不安。

“静脉通道一建立，我问莎拉在硬膜外镇痛开始前，是否愿意再检查一下产程进展。在她的许可下，检查发现她的宫口已经开全。这一点都不意外。莎拉婉拒了硬膜外镇痛，开始了用力。我取下了胎儿监护仪，换成了间断性监测，给她喝了些果汁，准备接生。用力25分钟，一个漂亮的男孩躺在了她的胳膊里。

“莎拉和她丈夫为快速分娩和较短的第二产程感到高兴，没有外阴侧切，也没有撕裂。莎拉要求回到分娩中心恢复，不幸的是，那个房间已经被另一个产妇占用了。莎拉并没有为自己要求硬膜外镇痛感到内疚，她真的认为需要它帮着克服宫缩痛。但她说那时应该听我的劝告，尝试一下我建议的镇痛方法，马上就可以用力了，不必换房间和遭受反复静脉扎针的皮肉之苦。对啊，这是事后诸葛亮，我让她别再多想了。谁都不知道那些方法是否有用，也不知道多久会到用力的那一刻，试一下总是值得的，这是我阅历和智慧的总结。”

♀瑞德曼女士的忠告：

“这个分娩案例中有一个值得吸取的教训，当产妇屈服于分娩过程的那一刻，天似乎要塌下来了，这就是为什么要我们的丈夫、母亲、导乐、助产师帮着来支撑她们、给她们建议的原因。分娩中的产妇消耗很大，非常容易接受周围人的建议。莎拉的情况是，她不再想听任何劝告了，需要通过硬膜外镇痛，重新掌控自己。

“我没有对莎拉失望。或许硬膜外镇痛的要求的确帮助她面对了分娩。但我想鼓励产妇尽可能听从建议，尤其是处于过渡期的，在付诸于药物镇痛干预前，先尝试一两种方法。

“就像案例中的莎拉，如果你计划硬膜外镇痛，或没有计划使用但最后要求的，要做好可能伴随着一些小插曲的准备，例如可能没有麻醉医生或硬膜外镇痛没有效果。记住其他镇痛办法可能会有用的。不要把所有的宝都压在硬膜外镇痛上，一旦你的计划落空，就没有其他的方法了。周全地考虑，为意外做多方面准备。”

教育是关键

宾夕法尼亚州诺里斯敦市郊仁爱医院的产科医生：罗宾·费耶医生

“我1988年开始做产科医生。工作过的医院，都是郊区的小医院，我的病人都很好。

“故事的主人公是个年轻的产妇，她一路避开了所有产前教育，入院的时候完全是一问三不知，更用不上谈什么镇痛计划了。安德里亚是个17岁的初产妇，还跟她父母住在一起，她曾想穿着她男朋友的宽松衣服，来隐瞒自己的怀孕。在母亲节她告诉自己的父母自己怀孕了，而男朋友已经抛弃了她。父母万分惊讶，但还是想尽力帮助她。

“安德里亚还非常幼稚、不成熟，根本不能面对马上要为人母这个现实。一会儿谈她的小孩，一会儿还记挂着她初中的舞会。妈妈陪她来做产前检查，我们讨论了她的未来和期望值。安德里亚不说话，她的妈妈全权代表着她。

“显然她根本无法面对产痛这事。我尽力让她集中注意力，注册产前教育课程，她拒绝了；和她讨论关于减轻疼痛的一些方法，这似乎让她很不自在；找到了社区服务，一致认为产前教育是必需的，但她就是不去；给了她小册子和录像带，让其回家学习，至少让她开始分娩时，不至于一点都不知道。我让她妈妈在产房中帮助安德里亚生孩子，并让她学完产前教育课程后再教她女儿了解减轻产痛的一些方法以备到时做选择。

“安德里亚破膜时，我正好当班。她也已经放了学，打电话告诉我，自己找不到她妈妈。我让她赶紧来医院，并让一个护士四处给她妈妈打电话，又是手机，又是办公室的，最后，把她妈妈从一个会议中叫了出来。母亲赶到了医院，安慰她那个痛得歇斯底里、翻滚在地的、正在待产的女儿。

“控制住安德里亚是我们的首要工作。首次检查发现她宫口只有2厘米。安德里亚要求减轻疼痛，但又害怕静脉滴注，最后同意了开静脉通道，还好是一次成功。麻醉医生与安德里亚及其妈妈谈了硬膜外镇痛，她们选择先静脉镇静。我告诉她们，我们将在接下来的几个小时监测她的疼痛和宫缩。

“静脉镇静很有效，安德里亚在宫缩的间歇，放松下来能睡一会儿，但很快又疼痛翻滚。宫口开大到3～4厘米时，和她讨论了硬膜外镇痛。一听到要在她后背打针，她就吓坏了，在听了我3次生孩子3次硬膜外镇痛的经历后，才算平静点，也同意了用硬膜外镇痛。

“麻醉医生赶到后，花了很长时间让安德里亚摆好体位。最后，硬膜外镇痛起效，她放松了下来，宫口逐渐开大到了9厘米。不幸的是，这个9厘米持续了1小时，即使用了缩宫素，也不再进展了，不得不剖宫产分娩。

“麻醉医生在她的硬膜外导管内加了药。安德里亚似乎不能理解这些事态的发展，她妈妈和我尽力向她解释周围所发生的一切。硬膜外镇痛效果很好，在经历了艰难紧张的过程，一个男孩通过剖宫产成功降生。”

♀费耶医生建议：

“教育是关键，什么都不知道就进入分娩是件可怕的事。安德里亚可以通过很多渠道和机会获取有关分娩的知识：书刊、产前教育、磁带甚至网络。每家医院都有产前教育、磁带，甚至可以为卧床不起的孕妇提供专门的产前教育。

“我发现要是她们知道即将面临的事情，她们往往会比较放松。尽管她们还是会害怕、担忧，但知道疼痛是有办法对付的，有助于医务人员帮助产妇集中精神。没有人喜欢疼痛，但是知道它为什么存在以及会持续多长时间，能使产妇为分娩做好准备，享受她们一生中最难忘的这段经历。”

第十章

医生自己是怎么生孩子的?

产科医生、麻醉医生、导乐、助产师（士）自己生孩子是用什么办法镇痛呢?

医务人员变成了病人会是怎样的呢？下面的第一个故事的作者说得最好："脱了自己的内衣内裤、换上了医院的病号服，一切都变了！"这一章中，你会读到那些献身于产科第一线的女医务人员讲述她们自己的分娩经历，读到她们非常不一样的生孩子的具体情节，从坚决要求无痛的产科医生到第一胎用全麻、第二胎用硬膜外镇痛、第三胎在家忍痛自然分娩的导乐。这些故事让我们了解那些对分娩最了解的、产前准备最充分的那类准妈妈的分娩经历和分娩镇痛选择，可以给我们参照和宽慰（也可能是扣人心弦的）。

好莱坞式的分娩

明尼苏达州斯蒂尔沃特市湖景医院产科麻醉医生：凯瑟琳·朱斯潘医生

"我是一个产科麻醉医生，已在大学医院及私人医院工作了20年，做了数以百计的产前教育讲座，在产房里为不计其数的产妇上了硬膜外镇痛课程，提供了数以千计的孕妇分娩镇痛咨询，见证了许多许多新妈妈生孩子过程中发自内心的喜悦。

"我的怀孕、待产、生产准备好了吗？回答是肯定的，也是否定的。知识是很关键的一环，这我不缺。有个期望值，了解手中'能出的牌'也是非常重要的。在多年的不孕后，我终于在35岁那年怀上了。我知道这可能是我做母亲的唯一一次机会，于是百般珍惜，竭尽全力保证这个尚未出生小宝贝的健康和安全。我有许多书本知识和实际工作经验；我的父亲是一位德高望重的高危妊娠方面的产科专家，是解答我方方面面的产科问题再好不过的人选；所选的产科医生也是一位杰出的临床大夫，是我要好的朋友、我所尊敬的同事；我准备在工作的医院产房生孩子，那些产科护士又都是我的朋友；我的同胞姐妹和母亲都有生孩子的经历，各种有关的细节不怕没有地方问。分娩前的准备可是好的不能再好了。

“还有什么没有准备的？怀孕、待产、生产每个人都不一样，你不可能为所有的未知数做好准备。比如，怀孕19周，我的宫颈口开始扩张，我得做个宫颈环扎的手术，产科医生要在宫颈处缝上几针以有效地阻止宫颈的扩张，防止流产。这个手术需要麻醉，我选择了硬膜外镇痛，因为我觉得这对我未出生的小宝贝最安全。这个硬膜外镇痛做得很好，手术中我完全清醒，没有疼痛感觉，小宝贝也没有得到太多的麻醉药，当天下午回家，感觉很好。这是我第一次经历硬膜外镇痛，麻木的感觉让我有点惊讶，和牙科医生那种用于补牙的麻木感相似。最令我吃惊的是药物起效和消退的迅速程度 。

“我也没有准备好做病人，一个无能无助又无奈的群体。脱了自己的内衣内裤，换上了医院的病号服，一切都变了！有人说，硬膜外镇痛的经历是不可思议的，让人‘捅你的后背’，什么也看不见，这一切都背着你！一旦成为病人，生命中的很多事就由不得你了。突然间，很基本的一些事情都需要帮助或获得许可才能实现。反正，做过病人以后，我更有意识地尽量让她们自己参与和控制的感觉。

“我需要有个无痛分娩的计划吗？绝对需要。我的计划包含了待产、正常阴道分娩及可能出现的急诊手术分娩。此外，我清楚我们医院的麻醉医生完全可以实施我的计划，计划中的无痛分娩方法也很简单。多年的工作经历，亲眼目睹各种可能减轻产痛方法的效果，让我知道哪个最好、哪个对母婴最安全。我也对产痛坚信无疑，听到过感受到剧烈产痛产妇的尖叫、哭声及对其爱人的数落出气。

“我要那个完全让我无痛的，更重要的是那个对我宝贝安全的选择。从能达到这两个要求的选择，我钟爱硬膜外镇痛。虽然，我的忍痛性还是可以的，但我也知道忍到忍不住了再硬膜外置管没有任何价值，我的硬膜外镇痛是越早越好。静脉镇痛不是我的选择，它会使我昏昏欲睡，也会影响我的宝贝出生时的呼吸和神志。我要清清楚楚地知道置入的硬膜外导管是完全工作正常的，能面对意外的手术分娩。

“这是我的分娩计划，会得到成功实施的。怀孕接近尾声，我床边上放了两样东西：我产科医生的电话号码及麻醉科的排班表。我知道麻醉医生和产科医生对确保平平安安生下我的宝贝缺一不可。

“怀孕38周，拆除了宫颈缝线。奇怪，产程没有马上开始。虽然接下来几天，我的宫颈口慢慢开大到了5厘米，还是没有动静。我继续在产房工作，耐心等待。怀孕39周的星期四早上7点钟，正换衣服准备上班，我的羊水总算破了。打电话给我正在另一家医院查房的丈夫威廉（他也是医生），也同时给我父母和公公婆婆去了电话，快速扫视了屋里，带上该带的，便和老公出门去了医院。当时我们都很兴奋，迫不及待地要为人父母。不过，一点痛都没有。

“上午9点整，我进入产房待产，开放了静脉通道，接上了胎心和宫缩监测仪。我的产科医生说我的宫口已开到了7厘米，监护仪有些小的宫缩，还是没有感觉。产科医生打算再观察1小时监测宫缩是否增强，不然，考虑用缩宫素。

“我本想让一位我信得过的同事帮我硬膜外置管，但这位仁兄马上得离开医院去度假了，就先做了硬膜外镇痛，他也得以按时离开医院。宫缩最终按自己的规律开始了，幸好有硬膜外镇痛，我没有感到任何疼痛，最多是每次宫缩末的一点点憋胀感。

“周围的人个个有说有笑的，中午时分，我让老公带我父母和公公婆婆去楼下的自助餐厅吃饭。此后不久产科医生说我的宫口已开全了，随时可以把小孩生下来。我还是决定等老公吃完午饭回来再说。这就是为什么得有个好的硬膜外镇痛：宫口开全后我没有那种‘抓狂’的感觉，而是平平静静地、毫无痛苦地躺在床上和护士聊天，我那个小宝贝随着一次次的宫缩顺着产道下降。老公回来时，我正准备去分娩室（1987年我们医院还是待产和生产分开的，现在全美国都是合二为一了），经过护理站时，我微笑着向大家挥手。这时，我的产科护士叫道：这是个好莱坞式的。

“在分娩室，随着每次宫缩来临，感到点压力，屏气用力，没有疼痛。有些产妇可能嘀咕道，有点痛能使她们用力更有效些。但多年的观察中，我注意到疼痛并不是必要的因素，养精蓄锐和懂得怎么竭尽全力的产妇最能有效地用力。经过我大约10次宫缩和用力，我们可爱的小宝宝在下午2点38分出生，全身红润、活蹦乱跳。在我们拥抱我们的女儿的同时，产科医生修补了我的外阴侧切。没有再加药物，我也没感到疼痛。事实上，产后第一次不舒服是当晚外阴修补处的一点轻微的跳痛，但不需要任何镇痛药物。

“这个硬膜外镇痛的确打得很好，但不是每个做了硬膜外镇痛的产妇都会有这么棒的经历。每个人的怀孕、待产、生产都是不一样的。然而，我从心底里相信硬膜外镇痛可以让我们的产妇与‘好莱坞的梦幻式分娩’贴得更近。”

全麻一硬膜外一在家分娩

注册导乐：雷切尔·杜兰·威克沙姆

“我是一个注册的分娩教育工作者（先是布拉德利法，现在是拉梅兹法），从事产程导乐工作十多年，也取得助理护士资格，协助助产师（士）家庭分娩，为北美导乐做导乐培训，帮助导乐独立从事工作。作为一名导乐，我伴随着产妇和家人经历过很多生孩子的过程，竭尽全力帮助她们、鼓励她们、振作她们、肯定她们和她们所做的选择。我1/4的导乐工作是在产妇家里，其余的在芝加哥地区的医院。

“怀着第三个女儿，我已完全准备好了。第一个女儿是在全麻下急诊做的剖宫产。第二个女儿，成功地经阴道分娩的（叫做剖宫产后阴道分娩），在缩宫素和硬膜外镇痛的帮助下，经历了每3分钟1次、持续了32小时的宫缩。

“两次折腾之后，我算是领教透了，清清楚楚地知道我肯定不能再受这份罪了。全麻和硬膜外镇痛的经历都是不好受的。全麻的时候，当然是神志不清，错过了女儿出生时的人生最幸福时刻；硬膜外镇痛下肢感觉全无也不是滋味，还有那种不能呼吸的感觉。确切地说，只是自己感觉不到呼吸，但这非常令人窒息。

“为了避免不必要的医疗干预，如缩宫素及镇痛药，也为了有个祥和的气氛迎接我的宝贝，我选择了在家分娩。根据所做的研究，一个有计划的、助产师协助的在家分娩不失为一个安全的选择。我曾多次的参与在家分娩，也看到了这种选择的许多优点。我确信我有强大的后盾，我的姐姐和一个小姐妹作我的导乐，我的老师、导乐的职业经历坚强了自己的信心。在自己家里这个既安全又熟悉的环境，加上强大后盾的支持，我应该能对付产痛。

“以往的分娩记忆告诉自己这会是很疼的，但我更害怕反复用药。我并没有脱离现实，对产痛做了极坏的打算和充分的准备，热敷、冷敷、产球、按摩器、香疗油，这些东西都是自己出去接生时随身携带的。我让我那位木匠丈夫吉姆做一个带圈的高脚凳，可以让我舒适地坐着用力；又让他装了一个足够大的涡流式浴盆，好让我在里面待产，他一一照办了。

“进入产程后，有点力不从心，羊水破了有一段时间了，得坚持下去。和老公走了一圈又一圈，没有什么进展，还是打个盹吧。凌晨4点醒来，在助产师的允许下，喝了些蓖麻油。哎！这还真管用，但最初几次该死的绞痛把我给折腾得够呛，看来事情并没有那么简单。不过，几次过后，疼痛变成有点像经期的那种规律性的阵痛，我高兴了起来，叫醒了老公，给助产师打了电话。宫缩间隔5～10分钟，持续了几个小时，再也没有那么疼了，接着逐渐开始向外周扩散，也慢慢可以喘口气了。有点想不通的是这种程度的痛居然还配得个小宝贝。等到助产师到家，待产已经完毕，她来得正是时候。我一见她打开包，立马声嘶力竭。干过这行大多知道，这时一切的一切是精神上的安慰。我得有她在，一旦就绪便可长驱直入，完成余下的产程。起先的宫缩比较温柔，间隔也长，但是这阵变得强劲有力，间隔时间变短了，3分钟1次，宫缩的来去使我像被巨浪推上推下一般。

“我时时刻刻记着自己是导乐，充分意识到自己应该保持体内水分不要脱水，应该保持直坐前倾让肚子悬在大腿中间，尽可能放松所有的肌肉，使身体在没有任何干扰的情况下工作。

“我有节奏地深呼吸，找准了基调，让一曲优美深情、很多产妇都能唱的《生孩子进行曲》从嘴里脱口而出。这种表达更多地也难以置信地减轻了疼痛。试想一下，要是在医院，我能如此毫无顾忌地尽情发出声音，解除痛苦吗？在自己家里，我可以自由自在地做想做的事。有意思的是，尽管的的确确感受到每次宫缩是那么的强劲有力，我还是继续怀疑这种程度的疼痛能生出个小宝贝来。

“产程激活后一个半小时，突然感到急着要‘解大便’，随之宣布待产的结束。热敷、冷敷、按摩器、香疗油仍然原封不动地在那里，那个浴盆也试都没试。好像是一用力，就可随手抱上我那宝贝。生孩子绝对没问题，简单得很。但后来经历到的产痛我完全没有思想准备，有点措手不及。

“不知道什么原因，我的这个小女儿并没有按常规的方式在骨盆里下降，有点卡在那里。这之前，我没有用力方面的问题，该不会是没使足劲吧？现在我使上了吃奶的劲，这宝贝纹丝不动。这个时候的疼痛是今生今世都没有过的，一点都没有预料到的。

“自信突然间荡然无存，我开始惊恐失措，毫无章法地反复用力，这当然达不到效果。我也开始翻来覆去地改变姿势，乱扔东西，想让自己感觉好受些，显然这些也没用。助产师和导乐让我坚信我有能力能把小孩生下来的，也提了些婉转的建议。我也尝试着，随时间的推移，疼痛变本加厉到难以忍受，我变得惊慌万分。要是她出不来怎么办？我这么个痛法怎么能去医院？我紧拉住了老公不让他走开、号啕大哭、祈祷，我得有个办法呀！

“在一次强劲的宫缩中，身子猛然一晃犹如从一侧翻到另一侧，咔嚓一声，就像脊椎折了一下，一用力，女儿顺着产道长驱直下。穿过骨盆下降的感觉是有点惊心动魄，但助产师和导乐坚定声音的确让我放松，‘是的，你感觉很奇怪是不是？但你知道所有这些都是正常的。’一放松，一切都好办。胎头着露时感觉很强烈的，但我已经准备好了。一旦小宝贝占满了产道的空间，疼痛被麻木代替了。再用力，头露出来后又卡住了。这次技术高超的助产师从她后面切入，旋转肩部，将其解出‘重围’。这感觉很奇怪，小宝宝占满了空间后，疼痛更多的是一种麻木。

“还没有从短暂的难产中缓过神来， 女儿突然地出现在眼前。当她被递到我怀里，我那股‘热烈欢迎’的劲就别提了，又亲又吻又拥抱的。一阵过后，开始给她喂奶。除了喂奶后1小时与她老爸亲热了一下，她就再也没有离开过我的怀抱。所有的操作都是在我怀里或我的床上做的。我太高兴了，她自始至终手舞足蹈的让我完完全全忘记了刚才经历过的剧痛。

“话说回来，我还是觉得我得到了想要的。我对孕妇说，只要在良好的环境下、有强有力的支持，是有能力把小孩生下来的，是能够战胜产痛的。的确，会有特别艰苦的一段时间。是的，也会大大出乎意料。尽管产妇到了那种痛不欲生、自己以为都过不了这道坎的境地，有了强有力的支持，最终还是能够挺过去，让新的生命降生。

“千万记住，生孩子归根结蒂就是个安全感。动脑筋用心找个称心满意的地方，找到值得依靠信得过的医务人员，有个能在精神上成为支柱的导乐指导你的另一半协同帮助，竭尽全力保持身体的健康和自己的体能来面对分娩。”

引产—硬膜外—宝贝

边塞助产及家庭护理专科学校孕妇保健系主任、注册护士–助产师，公共卫生学博士，苏珊·乌尔里希

“四十不惑又是助产师，怀上了第一个还会不高兴吗？当时，我是波士顿北岸一个分娩中心的主任。13年前，作为一名助产师学生就是从3名极为优秀的助产师，琼、弗兰和黛比，那里学会这门技术的，她们现在还都在那里工作。我知道，时间一到，这几位老师们会在那里给我接生，迎接我那位盼望已久的小宝宝。

“我一直没有发布这条消息。在家里的年终聚会上，一透露我‘圣诞愿望’已经实现的那一刻，这些多年的同事惊喜万分。高兴之余，分娩中心临床主任E医生的即刻反应是‘手术刀已经准备好了’。在她眼里，我40岁、1.5米的个头加上点超重，剖宫产是唯一的希望。自己一下子成了话题的中心，她们想把一切都安排妥当了。

“我对自己的怀孕、分娩并不抱什么幻想，没有做过轻松洒脱生孩子的梦，都已40岁了，唯一的愿望就是要个健康的。我的愿望是在自己曾经帮助了许多产妇及其家人的分娩中心自然分娩。

“我计划通过变换体位和水中分娩减轻产痛。当年我母

亲就是我这么一个（体形），我是自然分娩出来的，至今我的头还是竖在我的肩膀上，我弟弟还是个臀先露，也是自然分娩的。所以只要我的宝贝不是特大，阴道分娩应该是可行的。但更重要的是有个健康的宝贝，就算在医院分娩、甚至剖宫产也都不是问题，我不会失望的。

“在预产期前3周的一个周六晚上，正准备休息的我注意到了一些淡粉色的液体流了出来，我高兴起来了。羊膜破了？怎么是滴滴答答的，不是一大股的？我等着宫缩，但只是点腰痛。我蒙蒙眬眬地睡了一晚，清晨醒来，该是打电话给值班助产师看看羊膜是否真的破了的时候。一晚上什么都没发生，我有点着急了。

“老公和我一起紧赶慢赶地去了分娩中心。检查结果，的确破水了。和E医生讨论后，决定去医院引产。虽然我心里还是有点疙瘩，但是清楚地知道那里的助产师、医生及护士会好好照顾我的。

“打上缩宫素、刺激子宫收缩、启动产程。这药起效很慢，过了一阵才有感觉。E医生决定检查一下我的盆腔。我的天呐！这哪里只是检查，她使劲揣了我，顿时肚子里一股强烈的撕裂感，我都快跳起来冲到房顶上去了。这么一拉，啥事都加快了。宫缩一下到达了高峰，根本没有正常产程中的那种一波波逐渐增强继而慢慢缓解的感受。缩宫素引发的宫缩像个一开始就是最高强度的蒸汽机，持续在高峰，下来一点又突然再来一次。

“产程进展很快，疼痛也是剧烈无比，我坐在床沿几乎每次要跳起来摆脱疼痛。我对助产师说：‘我要疼死了。’她直直地看着我的眼睛，凝视着我，平静地说‘不要那么说’。她知道那话的分量，想把我从恐惧的边缘拉回来。她是对的，我说，‘是的，我知道我不会死。’这时候我决定要个硬膜外镇痛。

“等硬膜外镇痛的过程中，我要求把缩宫素量减下来或暂停一下，知道就是那个机器里的药，让疼痛变得忍无可忍。但不知道护士是否听我的。这时，当班的是一位曾经在我们中心实习过的年轻助产师，算是个救星吧，把缩宫素减了下来。我就想喘口气，实在吃不消这一波波没有预兆没有起伏的产痛，每次都像拳头打过来似的。

“在他人的帮助下，想淋浴温水平息一下自己。最初几秒钟，背后有点烧灼痛，但马上感觉好点了，又能集中注意力了。宫缩慢了下来，就在等待的时候，我也有机会把自己找回来了。麻醉医生终于来了，做了硬膜外镇痛，疼痛立马消失，感觉太好了。这时，我大哭起来，冲着房间里每一个人喊道，‘我再也不能做助产师了，我做了硬膜外镇痛以后怎么再面对我的产妇啊？’我一遍遍地重复着，房间里的每一个人都大笑起来。

“我安静下来，缩宫素加大了剂量，产程又继续了几个小时。到了用力的时间，E医生和助产师琼站在床脚，我妈和老公一边拉一条腿，我一次次地用力，然后停顿下来问他们，‘真的要出来了吗？’他们齐声答道，‘是的，要出来了。’我都不相信这是真的。还是得把该做的做了，继续用力。琼松了松我的会阴，涂了点润滑油，小宝宝滑到她的手中，这是我的小宝贝，她来了，她养得真棒!

“我太开心了，我太为自己自豪了，我阴道分娩了，我没有剖宫产，甚至有了硬膜外镇痛的感受。我原本是没打算做硬膜外镇痛的，但也从来没打算过引产。总之，我做了我能做的，完成了我的产程，成了一位光荣的母亲。”

见机行事

伊利诺伊州芝加哥市西北大学芬伯格医学院产科麻醉主任：辛西娅·黄，医生

“我有4个小孩，两个自己生的，两个领养的。她们没有一个是一样的，但她们都受我的影响，因为我是一个花了大量时间在一家大医院产房的麻醉医生，负责处理及照顾分娩中的产妇、分娩镇痛及剖宫产手术麻醉。

“我承认对无痛分娩有偏爱，听到过几百名产妇说过‘我没有想到产痛那么严重’和‘我原先想自己是可以忍受得住的’，或者‘没有硬膜外镇痛，产妇都是怎么生孩子的？’因此，和多数产妇一样，我很有可能得要求硬膜外镇痛，但也自己嘀咕着，‘也许这并没有像所有人说得那么恐怖，我可能不需要硬膜外镇痛，还是等一下看情况。’

“我参加了一个叫拉梅兹产前教育学习班，是个专门为已经上过产前教育班或有专业分娩经验的人开的。我是不会

去用她们教的呼吸技术了，但这对我那个不懂医的丈夫来说是有用的。我也不会像大多数孕妇那样担心产痛，因为我知道是怎么回事，也知道怎么处理。在第一次怀孕前，我有极严重的痛经，还是在布洛芬和萘普生上市前，要是那和所谓的产痛差不多，知道这会可有得受了。

“我焦急地等待着预产期的来临，上班到最后一刻。白天，我还照常做开胸心脏手术的麻醉，外科医生还拿我圆鼓鼓的体形开玩笑。那天晚上，我很早上床，几小时后突然随着肚子里“砰”的一声惊醒，紧接着一次剧痛的宫缩、大量的液体喷射出来（幸好是，已预计到羊膜迟早会破的，早已睡在一条浴巾上了）。宫缩随之接踵而来，有点吃惊的是宫缩一开始就很疼，没有一个逐渐的过程。赶紧叫醒丈夫并打电话给产科医生，她让我冲下澡就到医院。冲澡倒是一个好办法，一冲干净后就算有强烈的宫缩疼痛，感觉还是稍微好了点。

“疼痛是不好受的，但还是可以顶得住的，因为宫缩之间有个间隔，不像痛经连续好几个小时，这相对好一点。一到医院一检查，宫口已经3~4厘米了。我没有任何理由继续忍受这种宫缩痛，做硬膜外镇痛也不是一个困难的决定。摆在面前的是，可能还得忍受8小时以上的产痛，而一个安全有效的方法就在我面前。我从来也没有考虑过用麻醉以外的方法来控制疼痛，但在等硬膜外药物起效前，试了下深呼吸，发现还是有点用。

“过了一阵，静脉用上了缩宫素加快产程，羊膜破了时间太长容易引起感染。最令我担心的是产程中出现了胎儿心率突然减慢，我本能地马上转了下身，想到可能压着了宝贝的脐带。其实，这是一次长宫缩（因为有了硬膜外镇痛没有感觉到），这次宫缩减少了胎儿的血流及氧气供应。用了些药物松弛子宫，让胎儿的心率升到正常，不幸的是它的不良反应使宫缩停了下来，也就是说，产程停止了。

“我不是一个急性子，这大概是为什么我是一个好的麻醉医生：意外事件的出现不会让我丧失理智。我倒是担心孩子生下来的事。后来产程再次启动，宫缩变得更疼了。同事在硬膜外导管内加了点药，就好点了。到了用力的时间，我感到非常麻木无力了，真的很想使上劲把小孩生下来，但力不从心，也不见得有效。过了一两个小时，感觉不那么麻木无力了，用力之后，我的大女儿出生了，很漂亮，就是没有头发。

“由始至终，丈夫对我的帮助很大（除了胎头出来当时，他宣布这是个男孩），我想这是因为他已经被我训练好了，知道各种可能出现的问题。专业的经验告诉我，周围人的支持帮助常常是很有益的。但有时，这些人的紧张情绪会感染母亲的情绪，使她的恐惧感倍增。

“麻醉医生产后很少接触产褥期的妈妈，所以我根本没有多少思想准备，也不记得有谁警告过我怀孕和生孩子的各种问题不会在产后一下子消失的。总之，我很不舒服，或者说，比我预料的要不舒服。医生给我肿胀的会阴加了冰敷，又用布洛芬缓解了创口疼痛及子宫收缩产生的绞痛。

“生第二个小孩有点不一样。怀孕两个月的时候，我的腰背部的椎间盘突出，压迫了一根大腿神经。那个疼痛比产痛厉害得多，有好几个星期我几乎不能动弹。

“第二次去产房，对产痛一点都不担心，倒是有点怕弄伤我的腰。第二次的产程启动不像前次那么突然。半夜醒来，宫缩比较轻柔，间隔也长。我知道是产程早期，试着放松自己并不急着叫人。后来宫缩慢慢变得频繁起来，疼痛也逐渐加剧，我起床冲了个澡，叫醒了丈夫，关照邻居帮忙照顾我的孩子，到医院已经是4小时以后的事了，做硬膜外镇痛已经没有（宫口大小）问题了。

“第二次硬膜外镇痛的经历和第一次也有点不一样。这次是用腰硬联合镇痛。主要的区别是使用了低浓度的麻醉药来控制疼痛，也就是说，麻木感和无力感要轻些。然而，不管麻醉医生怎么调整，下腹部有块地方就是痛。不过和上次的硬膜外相比，我还是喜欢这次的。时间一到，可以使劲用力（当然生第二个小孩一般来说也比生第一个容易）。在一次用力过程中，这个女儿的胎心突然下降，产科医生上了产钳，将她赶快生了下来。上产钳一点没感到痛，这要归功于硬膜外镇痛。

“再让我有一次机会，重新做个选择，我会有不同的选择吗？回答是：没有。我能给些忠告吗？有的。孕妇应该学习产程中有关控制疼痛的方法，应该让丈夫或周围帮忙的人也同时受这些教育，需要有个初步拟定的计划，但又能随时根据具体情况作出相应的调整，不要因为决定的改变感到内疚。”

再好的计划也会有纰漏

妇产科医生，《子宫切除术指南》的作者：劳伦·施特赖歇尔医生

“我是一个在芝加哥工作的妇产科医生，1981年开始从事产科工作，大概已经接生过4 500个小孩，最后一个是在2004年6月。因为伊利诺伊州的医疗纠纷到了无可忍受的地步，决定不再做产科了，提早从产科临床退休了。现在是芝加哥一大报社的保健专栏作家，负责有关妇女保健问题的解答。

“作为一名产科医生，我做了一切可以做的准备，包括想得到的和想不到的。和大多数的产科医生一样，我的观点和其他人有些不同。我对开放静脉、外阴侧切或甚至剖宫产这些‘琐碎’问题不太关心，更多的是对胎儿的担心——一个不死不活的小孩。除这以外，我还是有把握的。

“我对镇痛的要求有些特殊，要一个‘公主式’的，尽可能一点不痛的分娩。我不可能让一个人在没有镇痛药的情况下做手术的，为什么要让一个人在她一生中最美好的那一天，去忍受没有必要忍受的疼痛呢？我不需要通过感受到痛换来对小宝贝的爱。和我一位要好的麻醉医生说好了，一有进了产程的预兆，她就会到医院为我做硬膜外镇痛。我甚至要求产程开始前放置硬膜外导管镇痛，我朋友只能妥协到这一步了（当时要求宫口开大到3厘米——译注）。

“但是，正如人们所说，最好的计划……

"羊水在凌晨两点钟破的，比预产期提前了3周。前一天晚上我整夜未眠接生了一个早产儿，几小时后死了。不用说，我身心和体力都很疲惫，非常想好好休息。羊水是破了，但没有感到宫缩，找到这个借口就当什么也没发生，转了个身再睡几小时吧。早上6点，我起床对丈夫说，我们要去医院了，羊水破了。不幸的是，我丈夫正患着肺炎，虚弱得够呛，感觉比我还差，但他还是承担起了传统父亲的角色，坚持开车送我去医院。一到医院，我把他弄到一个产房边上的小房间，劝他再多睡会儿。

"突然想起自己的产科医生W医生3天前刚做了子宫切除。她特意把手术安排在这时候，想在我生产前完全恢复可以为我接生；更糟的是那个麻醉医生朋友正在科罗拉多度假滑雪。谁也没有料到我的第一个小孩会提前3周的。怎么办？我只能面对这个现实，羊水破了，没有产科医生，更可恨的是没有了麻醉医生。这时的第一反应是马上得找个麻醉医生在宫缩来临前放上硬膜外导管。正念叨着要给谁打电话，第一次宫缩来了，天真可爱的护士鼓励我深呼吸、深呼吸。我直截了当地告诉她，我没有想通过深呼吸来减轻宫缩痛的打算，她得马上帮我找到个麻醉医生。幸运的是，另一个麻醉医生朋友听说我在这里，马上赶到给我做了硬膜外镇痛，立刻下半身麻木，疼痛消失。紧接着我开始考虑谁为自己接生，正当这时，W医生穿着病号服走进了房间，'继续，继续。'院内的小道消息很快，她听说了我在产房，马上就赶来了。虽然还是个大手术后正在恢复的病人，但她坚持说能为我接生。这部‘电影’的情节也太差了：丈夫几近昏迷，大口大口地喘着气；产科医生穿着病号服，驼着背，捂着腹部的刨口；旁边一个天真可爱、得意忘形的护士。再清楚不过，我是这房间里最健康的人了。尽管如此，缩宫素还是用上了，开始有了真正的宫缩，产程进展也很快。没有疼痛的感觉，只有一点压力。我休息了一会儿，看看书，和前来看望祝福我和我的那位产科医生（真正的病人）的同事聊聊天。W医生坐在我旁边的摇椅上，她丈夫捧着（给她的）鲜花过来，最终鲜花落在了我手中。我丈夫在那里睡了一天。

“下午1点，到了我可以用力的时候了。大家各就各位，丈夫强迫自己起来‘指导’我，产科医生站在床尾，她的助手站在她的身后以防她晕倒或不能继续接生。当开始用力时（麻木到了胸口——我要求的），我经过专业训练的耳朵听见胎心慢了下来，立即对护士说‘准备产钳’，W医生回答道：‘闭嘴，给我用力。’我只好遵命。几分钟后，随着一撮黑头发的出现，我漂亮的雷切尔·沙纳·扎尔降生了，哇哇大哭，充满生机。这个宝贝在没有产科医生、没有麻醉医生，只有一个病恹恹的老爸和筋疲力尽的妈咪的情形下，提前3周健康地来到了这个世界，准备接受任何可能面临的挑战。

我没有害怕疼痛，只是好奇

北卡罗来纳州温斯顿-塞勒姆市威克森林大学麻醉科产科

麻醉学副教授：梅杰·欧文医生

“2002年，40岁的我到产房分娩，没有什么新鲜感。1989年，我因喜欢接生而踏入了妇产科领域。然而，作为一个年轻的住院医生，看到了许多产科医生无休止的工作以及医疗纠纷的日益增加。1年后，我转成麻醉住院医生，打算日后成为一名产科麻醉医生。十几年过去了，我仍然没有厌倦产科麻醉，几乎天天见到奇迹般地新生儿的降世，能把疼痛和可怕的生孩子经历变得愉快享受，还和父母一起分享他们一生中最开心的时刻。

“到事业有了苗头，我才开始生育。没多久就发现在38岁的高龄怀孕不是一件容易的事，经历了两次流产后，39岁时终于又怀上了。可以想想，在2001年9月11日第一次去做B超时我的紧张劲，那天正是令人震惊的纽约世贸大厦被炸的日子。那天，我知道了肚子里是双胞胎。两周后，其中一个死了。这个消息让我的心情非常复杂，一方面，对失去的那个感到悲伤；另一方面，又为单胎妊娠的并发症及早产的可能性少一点得到宽慰。

“随后的过程算是一帆风顺，没有恶心，倒是有使不完的力气。除了正常的工作外，我还为一个美国参议员组织了一个女性午餐会捐款，建立了一个促进发展中国家安全分娩的非盈利组织。但随着分娩的日子渐渐临近，我也变得紧张起来。

“对我来说，分娩过程并不比马上要成为母亲更可怕。我亲眼见证过了每种产科并发症这一事实给了自己很多安慰，也同样清楚那些护士和医生同伴们会如何快速、漂亮地紧急处理，即便是威胁到生命的那些并发症，也能转危为安。我信得过这地方，坚信自己会被好好照顾。我推崇呼吸减轻产痛，没有上过产前准备课程，因为自己对这已经太熟悉了。

“在怀孕的后阶段，我挺着大肚子为产妇做硬膜外镇痛倒是件有趣的事，知道有一天我会像她们一样，但这些日子也是酸甜交织，在为流过产的产妇做硬膜外置管时我隐藏不了自己也怀着孕，至少和她们心心相印，和她们共享自己怀孕失败的经历。

“我排在第39周引产。那天早上，冲了个澡、冲杯咖啡（当然是给别人）后，7点30分到了医院。知道有一天我会在‘病号的一侧’，但真正步入我工作地方的感觉有点奇怪。但当我老板（典型的男性）在走廊上遇见我，问我产程开始前是否能帮他‘找个填补空缺的’，这种感觉似乎消失不少。

“产程的头三个半小时一切平安，在监护仪上看到了规律的宫缩，没有疼痛；快到中午，宫缩变强，有点像月经期的绞痛，得暂停说话来配以深呼吸。检查了一下宫口，大概开了2~3厘米；中午一过，宫缩变得更强，像深灼热加抽筋样痛，很难说得清楚。

“我闭上了眼睛，伴随着一次次的宫缩，想象自己站在一个白色的沙滩上，暖暖的、清澈的海水冲刷着我的脚。不知道这一幕是从哪里来的，但是帮助我集中了注意力，深呼吸，一切都在掌控之中。这中间，一位护士朋友拿来一张催眠曲碟片，对放松和集中注意力也极有帮助。

“自怀孕到现在这一刻，我自始至终对做不做硬膜外镇痛持中立态度，既不赞同也不反对。很简单，这几乎是举手之劳的事。从医学角度，我渴望体会一下产痛，并没有害怕，只是好奇。有一点我非常清楚，不考虑用吗啡类或其他静脉药。在接下来的两个多小时的强烈宫缩后，我知道再继续忍受宫缩痛已经毫无意义了，该是做硬膜外镇痛的时候了。打了电话给同事，要求一个腰硬联合，简单讨论了一下药物的剂量。这事听起来不怎么现实，但事实是，我慢慢地坐在床边，丈夫站在前面扶住我的肩膀，同事用消毒液消毒了背部、铺上了无菌单、局麻药注入皮下，有点压力但不疼。当同事引导硬膜外针时，我父亲（也是一名麻醉医生）和丈夫（也是一位医生），都站在其身后。我告诉同事感觉左腰部压力大了点，他及时调整了进针方向。硬膜外置管完毕，躺回床上，羊水正好破了。3分钟内，一股暖流传遍全身。再查宫口，5厘米。习惯性深吸了一口气，这才突然意识到痛已不复存在，全身放松了下来，我自由了！仍然看见自己的宫缩（从监视器），但感觉舒适还能自由地移动双腿，这可是教科书上那种完美无缺的镇痛麻醉！

“大概3小时后，开始感觉到会阴有点轻轻的压力。检查宫口发现已开全了。产科医生进来让我先不要用力，等1小时让头自然下降到产道再用力。

“1小时一过，把腿架在镫骨架上开始用力。产科护士辅导我完成一次完整的用力，进展顺利。能感觉到小孩的头在产道里，有压迫发胀感，不痛。到了第三次，我已经知道自己的产程进展极快，产科医生几乎都没时间戴手套，第四次用力，严格地说是第四次宫缩，其实我都没再用力了，宝贝自己就从产道里钻了出来，随之一股液体喷射出来。我看到她的时候，都不敢相信我的眼睛，她是我所见过的女孩中最漂亮的！小巧玲珑、圆圆的脑袋、一头乌发，还有甜甜地哭声，令人欢天喜地。我把她放在自己的肚子上，擦得干干净净的，再查查她的呼吸。房间里的家人和朋友非常非常激动，个个都流下了幸福的热泪，不停地拍照留念。这个神奇的时刻今生难忘。

“分娩结束后，用了布洛芬缓解疼痛，还留有一股使不完的劲，也开始感到饿了。最初的喂奶非常力不从心，痛苦极了，最后还是挺了过来。接下来的两周，能感到腰部有种不太说得清楚的异样感，特别以某个特定方式改变体位或衣服摩擦到针眼时，但最多也就是点轻微的刺痛，不需要吃止痛药。

“整个经历远远超过自己的期望值。产房多年的工作为自己做好了心理上的准备，但这种心理准备对原始的情绪情感波动并没有作用， 得亲身经历。产痛比想象的还要严重，我只能坚持一会， 但很高兴感受到了产痛，也很高兴做了硬膜外镇痛，它比想象的要有效。有了这次经历， 我可以更好地辅导产妇，能想象出她们的感觉。女儿出生这天是我这一生中最最美好的一天。如果让我用一个词来描述，那将就是“很有趣”（没有，我没有发疯）。说它有趣是因为我非常兴奋，生孩子有点像摸石子过河，不定因素太多，结局也不确定，家人及朋友都一直和我分享着这个经历。”

第十一章

医务人员对你生孩子的影响

来自医疗第一线——产科医生、麻醉医生、产科护士、导乐、助产师的看法——实话实说。

减轻产程中疼痛不是决定你生产经历是否满意的唯一因素。不论是否达到你的期望值，生孩子过程中自主权的大小和医务人员的作用是影响你整个产程满意度的关键。

良好的分娩环境会给你一个安全的、医疗完善的、百依百顺的、充满包括你的家人和朋友支持的生产经历。“影响这一结果的关键在于：医务人员的工作态度，产房人员的配置排班，医务人员得遵循的条条框框，专业人员的期望值，以及产妇生孩子的期望值[1]。”

读完本章，你会了解到医务人员的一些观点，揭示他们是如何看待你生孩子时的疼痛以及如何帮助你对待产痛。你会读到：

- ✓ 医务人员接受过怎样的教育来对待你的疼痛；
- ✓ 一个分娩计划以及一家医院分娩计划的记录解析及其结果；
- ✓ 产妇疼痛会引起一些医务人员的沮丧（尽管产妇自己感觉还可以）；
- ✓ 医务人员对那些没有产前准备或对自己既往分娩感到害怕的产妇担忧的是什么；
- ✓ 医务人员给你顺利生孩子的忠告。

改变对疼痛的态度

医务人员之间有个默契："疼痛是病人说了算。"这一真理认为疼痛是一种主观感觉，病人（而不是临床医生）应该是他（她）们自身疼痛的专家。

2001年，美国负责医疗机构注册的全美医疗卫生机构认证联合委员会（JCAHO）呼吁在全国范围内实行新的镇痛标准。新标准适用于医院内急（临时性）慢性（长期性）疼痛。

这一活动的启动已经引起了镇痛新举措的推广，增加了对习以为常的镇痛不全和镇痛无效的认识，影响着病人的满意度和舒适度。

对医务人员如何准确判断病人疼痛程度的研究表明，医患间对疼痛的认识互不相符，医务人员经常性地过低或过高地判断病人疼痛程度，不能提供恰如其分的止痛[2]。

我们选择了全美医疗卫生机构认证联合委员会关于住院病

人镇痛标准并罗列如下。这个标准认为你的医务人员应该：

- 充分认识病人有确切的疼痛评估和处理的权利；
- 确认病人疼痛的存在，鉴别疼痛的性质和程度；
- 确定和确保临床疼痛诊治人员的实际能力；
- 建立处方和提供镇痛药物的条理和规程；
- 教育病人和家属，明确有效镇痛的重要性[3]。

医务人员对你疼痛程度的判断准确吗？

要减轻疼痛，你的护士或麻醉医生首先必须了解你疼痛的程度。所有医院和产房都使用一个简单的方法来衡量，即“疼痛10分法”，0分是“不痛”，10分是“最剧烈的疼痛”。在整个分娩和恢复的过程中，你会时时刻刻地被问及你的疼痛分数，“从0～10中，你会选哪个数字来描述你此刻的疼痛程度？”要是有疼痛的话，你的回答会帮助医务人员了解你疼痛的程度，从而最终关系到你的舒适度。

然而，准确判断你的疼痛程度进而满足你镇痛的要求并不一定是简单易行的。即便是使用了“疼痛10分法”，你真实的疼痛程度和医务人员对你疼痛程度的判断是有距离的，可能导致低估你的疼痛，最终导致镇痛不完全。和你的护士、助产师（士）或麻醉医生沟通，让他们了解你疼痛的剧烈程度和不适，这对于保证自己的舒服感是十分重要的。

另一方面，看到产妇试图不用药物来对付自己的疼痛时，医务人员可能会高估产妇止痛的需要。这是一个很棘手的问题，产妇感到自己足以应对自己的产痛，而医务人员不忍心看到（在他们看来）“产妇是强忍着剧痛”，想方设法用药物来帮她减轻疼痛。

你的分娩计划真的有人看吗？

一个生孩子（分娩）计划，简单地说，是一个你自己制定出来的给生活上照顾你的、医疗上帮助你的人看的，让人知道你生孩子过程中喜欢的和不喜欢的。一个典型的分娩计划通常包括在生产过程中想让谁在身边陪同，想选择什么样对付产痛的办法，是否生下小孩后马上开始母乳喂养。

由于这种计划只是一个大概的框架，你可以随时更改。任何必要实施的医疗措施理所应当地高于分娩计划的优先级。

分娩计划因人因地而异，可以是个很有用的工具，能更好地了解准妈妈的意愿，有时又会是过于刻板或完全脱离现实而不得不废弃。平心而论，你的分娩计划是重要的。事实上，北卡罗来纳州杜克大学医院保存了两年的个人分娩计划，研究寻找产妇在分娩过程中最想要的东西，将从中得出的趋势性结论用于医院改进计划，以更好地满足孕产妇的要求。

你知道吗

在150个准妈妈分娩计划中提出的要求中，名列前三位的是：

1. 产后即刻哺乳；
2. 分娩中有硬膜外镇痛的选择；
3. 父亲参与生小孩（特别要求他们剪断脐带）[4]。

我们让全美最繁忙的产科医院中工作在第一线的产科医务人员就以下有关你分娩疼痛问题发表他们的观点：

☺ 什么是生孩子过程中最重要的？

☺ 解决产痛的最有效方法是什么？

☺ 产痛值得吗？

☺ 在镇痛处理中，和医务人员交往中的最大阻碍是什么？

☺ 产痛是否影响生孩子的满意度？

☺ “理想中的”、“老大难”产妇各是怎么样的？

医务人员的观点

南卡罗来纳州医科大学的高危妊娠专家、《35岁后的怀孕和妊娠》一书的作者：劳拉·高埃兹医生

♀什么是生孩子过程中最重要的？

“我认为产妇有一种控制欲，但这很难达到，产科医生自己生孩子也达不到！”

♀解决产痛的最有效方法是什么?

“最重要的是要认识到产痛因人而异。大多数情况下，我争取保持我们之间交流的通畅，进而了解到她们对自己疼痛的感受和想用的对策。”

♀在镇痛处理中，和医务人员交往中的最大阻碍是什么?

“困扰我的最大问题是给产妇镇痛是为了我们自己感觉好些。经典的例子是给产妇一种非那根和吗啡药合剂，尽管我们知道它没有多少镇痛作用，但用了以后产妇安静了。我还认为由丈夫决定妻子镇痛与否也是个问题。”

♀产痛是否影响生孩子的满意度?无痛等于满意分娩吗?

“不一定，产痛剧烈的也能得到满意感的，这完全取决于她们的信仰。”

马萨诸塞州波士顿市临产助理、在分娩教育协会工作7年的助理会长、导乐：阿南达·洛女士

♀在镇痛处理中，和医务人员交往中的最大阻碍是什么?

“选择助产师（士）和导乐的人在增加，但还是有很多产妇仍然不知道她们可以有这样的选择，也不知道有导乐的准妈妈们在产后的满意度较高。大众信息的匮乏可能是最大的阻碍。”

♀产痛值得吗?

“肯定值得，分娩疼痛是一个重要的生理反馈，准妈妈因而可以找到合适的体位更快更舒适地娩出小孩。”

佐治亚州亚特兰大市克劳福特·朗医院注册产科护士：

保·斯基亚沃尼女士

♀什么是生孩子过程中最重要的?

“一个好的结局，一个健康的新生儿；有家人在身边陪伴对产妇很重要；每个产妇的要求各不相同，有的要无痛分娩，因为疼痛在她们脑海里总是和伤病联系在一起的。”

♀解决产痛的最有效方法是什么?

“我不在乎痛，只要你教育产妇、让她理解产痛的生理学意义，就会减轻她的焦虑，从而使其可以面临和忍受产痛。护士对产妇疼痛感受有着直接的影响，你需要自始至终地在她的床边。”

♀你“理想中的”产妇是怎么样的?

“有很现实的期望值，清楚地知道自己身体正在发生的变化，能听得进那些她能从中获得满意结局的建议的，是最理想的。”

♀你的“老大难”产妇是怎么样的?

“不知道生孩子过程中所应该期待的，兜里揣着一个刻板的生产计划，在出现并发症的可能后，她们的要求变得出乎情理。在你感到她们正把自己或其胎儿推向危险境地的同时又拒绝静脉点滴或其他医学措施的时候，让人左右为难。有个分娩计划没有错，我很喜欢和那些已经有过正规产前教育、做好了功课的、把分娩当作一件正常而自然的事情的产妇合作。”

一位加利福尼亚州贝弗立山庄的产科医生：巴里·布洛

克医生

♀什么是生孩子过程中最重要的?

“首先产妇要有一个健康平安的分娩；其次，有一个健康漂亮的小宝宝；还有，一个令人愉快的经历。”

♀产痛值得吗?

“值！它是一个很好的临床征兆，预示着一个新的生命将要降临于世！除此以外，经历剧烈的产痛没有一点好处。”

♀产痛是否影响生孩子的满意度?

“是的。”

♀无痛等于满意分娩吗?

“是的。我的产妇可以随时得到她们所期待的硬膜外镇痛，直至产程结束为止。如果她们觉得太麻木了，我会逐渐减少剂量，当胎儿开始降生时，我会重新启动硬膜外镇痛，以保证她们在娩出她们小宝宝时的无痛，还为那些需要修补缝合撕裂的妈妈们提供麻醉，也有利于减轻产后几个小时的疼痛，这往往是产后恢复过程中最疼痛的几个小时。”

北卡罗来纳州达勒姆市杜克大学医学中心有22年临床经验的注册产科护士：特里萨·莱西女士

♀什么是生孩子过程中最重要的?

“我从来没见过不害怕生孩子的产妇，即便是经产妇。其实，有时经产妇害怕得更厉害，因为她们知道自己将面临什么了。身边有个护士对帮助她们减少焦虑非常重要。大多数产妇提的要求都是些很简单的事情：听收音机，让其配偶做背部按摩或在产房里剪脐带。如果你能满足这些基本要求，她们会放松很多。”

♀解决产痛的最有效方法是什么?

“我22年前开始工作的时候，很少有硬膜外镇痛，护士和医生只能使用一些“非药物性的”技术帮助他们的病人。现在大大不同了，护士和医生不再教这些技术了。和痛得哇哇叫的产妇合作有很大压力的，医生经常看不过去，要他们的病人马上用药，以便平定自己内心的焦虑。我完全理解硬膜外镇痛为什么变得这么普及，它的确有效而且风险也不大。令我吃惊的倒是年轻护士和医生把产妇不用镇痛药物生孩子看成是个奇迹！”

♀产痛值得吗?

“分娩疼痛可能有它的道理，长远来看，可能有精神上的好处。但是这不代表要求舒舒服服的生孩子就不对或没有好处。你多少是个女人或妈妈，设身处地，我看不到强迫某人痛得死去活来、折磨上若干个小时的价值。然而，我希望我们能平衡一下，提供各种各样的镇痛选择，药物性的和非药物性的。”

佐治亚州亚特兰大市产科护士主管、注册护士：英格丽·卡罗尔女士

♀什么是生孩子过程中最重要的?

“支持和沟通。生孩子是件如此难以预料、瞬息万变的事件。我想产妇要你时时刻刻陪伴着她们、倾听她们、回答

她们的问题、指导她们走过这段崎岖的羊肠道。让她们知道有人在照看着她们是十分重要的。”

♀你“理想中”的产妇是怎么样的?

“一个信任医务人员、善于倾听医务人员对自己的分娩意见和建议的。”

♀你的“老大难”产妇是怎么样的?

“嗯，我讨厌用‘老大难’这个词，因为处于疼痛中的产妇是不能自已的。但你也经常遇到那种产妇，她不相信医务人员，以为所有的医生、护士都自以为是，只按照自己的意愿工作，把她的分娩另当别论、另眼对待。

♀产痛值得吗?

“引起产痛，是身体的一种功能，是机体启动分娩必不可少的步骤，是有因可循的。但要是能有安全无痛的选择，让产妇忍受疼痛的折磨有什么价值？青菜萝卜各有所好，那是每个人自己的选择，可以选择完全自然的，也可以是无痛的。”

北卡罗来纳州达勒姆市杜克大学医学中心注册产科护士：潘皓瑜女士

♀什么是生孩子过程中最重要的?

“产程中自始至终有爱人或家人的陪伴，不要无缘无故地把新生儿和她们分开，产妇还需要一整套的随手可得的镇痛选择方案。”

♀解决产痛最有效的方法是什么?

“需要很大的情感投入，有很多工作要做，不仅仅是身体上的，还有精神上的。一旦满足了产妇的期望和要求，你会很开心的。相信她们对疼痛的描述，满足她们镇痛的期望是相当重要的，她们‘十’分痛，那就是‘十’分痛（见第二章）。”

♀你“理想中”的产妇是怎样的?

“最好是，夫妇双双思想开放，和他们的医务人员相互信任；产妇对分娩自信，她们可能会害怕，但要有自信心；要对分娩过程有个了解，有个切合实际的期望值；从尝试一些非药物的镇痛方式（如，呼吸、放松、按摩、香疗）开始，到选择药物镇痛。我不介意产程中的大喊大叫，这不算什么。”

“与那些了解自己、能从医务人员交流中信心倍增的产妇合作是件很愉快的事。当她们把我看成自己人中的一员，能与我积极的（而不是被动的）相互配合，这种医患关系棒极了！”

♀你的“老大难”产妇是怎么样的?

“有两种人：首先，不信任医务人员的那种，都不知道这些人为什么上医院来；另一种是，对她们的产科临床措施怀疑甚至敌对的，往往以为医务人员想作弄她们，要求刁难苛刻，不给人留任何空间。和这两类病人打交道是很吃力的。”

♀产痛值得吗?

“值得，我认为值得。产痛实际上是给产妇一种信号，通过变动体位、洗个淋浴、按摩按摩或其他措施，使她们自己变得舒适。与此同时，反反复复地体位变动，将有利于让新生儿处于理想的产位。”

波士顿地区一位注册护士、导乐：卡罗琳·奥格伦女士

♀什么是生孩子过程中最重要的？

“细心照顾，关心备至，受人尊重。”

♀解决产痛的最有效方法是什么？

“开始，和痛苦中的产妇一起有点恐惧。慢慢地，无论是什么样的产妇，都会有很多办法来减轻她们肉体上的疼痛和精神上的痛苦，能为她们做点什么真是很荣幸的。产妇的力量使我敬畏，无一个例外的；一个新家庭（成员）的诞生，又像是一份特殊的礼物。35年过去了，我依然是这么认为。”

♀你“理想中”的产妇是怎么样的？

“我最想打交道的‘理想中’的产妇应该是对自己有信心和相信自己有能力把孩子生下来，又对这一过程和经历感到好奇的；一个能够接受别人的帮助，又能明智地感受自己身体语言的；我还喜欢和那些有责任心和尽自己的努力学习，使自己从有限的选择中做出选择的。我不在乎最终她们选择是什么。”

♀你的“老大难”产妇是怎样的？

“‘老大难’指让我左右为难的那种，她是那种不知道我们之间的合作是在帮她、是为了她好；是那种我们一点都说不到一起的；那种事事都得听她的，那也是难以合作的。我相信这通常是因为她自己就害怕，可能对整个分娩过程缺乏了解，也可能缺乏自信，或缺乏人与人之间的相互信任。”

♀产痛是否影响生孩子的满意度？疼痛越轻越满意吗？

“说对的一面，我想镇痛会影响产妇的分娩经历，但

我不确定它会不会影响她的‘满意度’，假如那意味着成就感或对分娩的控制程度。说得不对的一面，我不相信疼痛的减轻能和满意程度的增加对等。我相信她的意愿得到尊重与否，例如，当要求镇痛药物的时候可以马上得到，支持她尝试些备用方案，把她当作一个有尊严的人对待，让她感受到无微不至的关心（使她没有感觉孤独，有良好的医患关系，彼此信任），所有这些都比疼痛的轻重更重要。”

北卡罗来纳州卡里三角妇产注册护士、助产师：吉尔·诺尔女士

♀什么是生孩子过程中最重要的?

“关心照顾产妇的医务人员最重要。他们帮助她做适合自己的决定。重要的是周围的人可以按照他们的期望去帮助产妇而不是把自己的想法强加给她。”

♀你“理想中”的产妇是怎么样的?

“思想开放、能面对所有可能的方法。每人生孩子都不一样，不存在什么‘万能膏药’的。”

♀你的“老大难”产妇是怎么样的?

“那些不信任我的或没有选对地方生孩子的。”

♀在镇痛处理中，和医务人员交往中的最大阻碍是什么?

“我不喜欢这种挂在嘴上的‘你得用硬膜外镇痛……只有这种方法……不用硬膜外镇痛你会发疯的’。我相信每个产妇都应该得到她想要的，而不是医生、护士、助产师、丈夫、朋友、书籍等认为她应该是怎么样的。”

医务人员为让你快快乐乐、舒舒服服生孩子的建议

不同专业的医务人员关于减轻产痛的观点和经历可归纳为以下几点。他们提出的建议是他们多年和产妇打交道中总结出来的，为了让你更好地选择产程中的镇痛方法、满足你想要的那种分娩类型的。

产房中最满意的妈妈是有思想上和物质上准备、有很多相关的知识的

生孩子是不要入学考试的，但有个合理的准备会让你产程中身心放松，尤其出乎意料是生孩子本身的家常便饭。医务人员认为了解生孩子的过程中自己的身体是怎样工作的、初步了解她们生孩子的环境以及镇痛方法，更有可能让产妇有个理想满意的分娩经历，即使结果完全不是她们所预料的。

相信你周围的医务人员，让他们关心照顾你

你应该相信医务人员是与你同舟共济的，会在待产分娩的全过程中支持你帮助你。当分娩进入高潮，你们之间需要充分信任，要是你们已经在镇痛处理上有了一致的看法，把主导权交给你的医务人员可能对你更有益，也就是说……

相信自己

医务人员已经不止一次地注意到一个相信自己有分娩能力的产妇，不管她们选择什么镇痛方法，一个能清楚地知道自己在产房里的喜好（但不是强求）、把分娩看成是自己的而不是别人的分内事的产妇，常常会有一个称心如意的结果。

要随机应变

本章中医务人员自始至终，不管是怎么说的，传达了一个信息——不论是你的分娩计划还是实际分娩过程中，保持灵活性很重要。这不意味着要和你的原先的计划背道而驰，而是建议你面对意外的事件（例如，分娩比预料的快）保持镇痛处理方法的灵活性（不应该局限于原先的计划），这会帮助你面对任何的突发事件，使你得到积极满意的分娩经历。保持灵活性还能让你产后感觉幸运和宽慰，而不会因为没有准确地按照分娩计划执行而感到遗憾和惋惜。

我们有个共同的目标：一个值得记忆的生产经历和一个健康的小宝贝

你可能已经注意到了，无论是整天提供药物镇痛的麻醉医生还是专门负责水下分娩的助产师，无论他们相信哪种哲学和用什么方法镇痛，他们的目标是一致的：确保安全地生下一个健康的宝贝，让你有个舒舒服服的、没有疼痛的、快快乐乐的分娩经历。

参考文献

第一章

1. World Health Organization （1997）. *Care in Normal Birth:A Practical Gnide* ,.p.16.（Geneva: World Health Organization）.
2. BA Buakim,M.D.,JL Hawkins, M D.,IR Anderson,Ph D.,FA Ullrich, B.A.,Obstetric Anesthesia Workforce Survey, Twenty Year Update, *Anesthesiology*, v 103,No 3,Sept 2005 :645-653.
3. Maternity Center Association（October 2002）,Listening to Mothers Report of the First National U.S.Survey of Women's Childbearing Experiences.Executive Summary and Recommendations lssued by the Maternity Center Association （New York:Maternity Center Association）.
4. National Association of Childbearing Centers, www.birthcenters org.
5. JP Rooks, NL Weatherby, EK Ernst, S Stapleton,D Rosen, and A Rosenfield （December 1989）.
Outcomes of care in birth centers:The National Birth Center Study. *The New England Journal of Medicine* 321（26）:1804-1811.

6. Ibid.
7. Maternity Center Association（October 2002）.
8. Family Centered Maternity and Newborn Care; National Guideline （2005）.Reproduced with the Permission of the Minister of Public Works and Government Services Canada （Ottawa, Health Canada, 2002）.
9. Ed Hodnett（May 2002）Pain and women's satisfaction with the experience of childbirth a systematic review. *American Journal of Obstetrirs and Gynecology*, 186（5）（Suppl）S160-172.

第二章

1. American College of Obstetricians and Gynecologists（July 2004）.Pain relief during labor.*Obstetrics and Gynecology* 104:213.
2. *American Baby* magazine ; www.americanbaby.com.
3. P Simkin（June 1992）. Just another day in 2 woman's life? Part ll.Nature and consistency of women's long-term memories of their first birth experiences, *Birth* 19（2）:64-81.
4. E Norwitz, JNA Robinson, and JRG Challis（August 1999）. The control of labor. *The New England Journal of Medicine* 341（9）:660-666.
5. Ibid.
6. CL Pasero and R Britt（August 1998）. Managing pain

during labor. *American Journal of Nursing* 98:10-11.

7. R Melzack.P Taenzer,P Feldman, and R A Kinch（1981）. Labour is still painful after prepared childbirth training *Canadian Medical Association Journal* 125:357-363.
8. Maternity Center Association （October 2002）.Listening to Mothers:Report of the First National U.S. Survey of Women's Childbearing Experiences Executive Sumnary and Recommendations Issued by the Maternity Center Association （New York:Maternity Center Association）;www.maternitywise.otg.
9. N Lowe（May 2002）.The nature of labor pain . *American Journal of Obstetrics and Gynecology* 186（5）（Suppl）:S16-24.
10. M Wuitchik, K Hesson, and D Bakal （December 1990）. Perinatal predictors of pain and distress during labor. *Birth* 17（4）:186-191.
11. F Gerd and F Gaston-Johansson（1990）.Do primiparas and mulriparas have realistic expectations of labor? *Obstetricia et Gynecologica Scandinavica* 69:103-109.
12. J Alexander, S Sharma, D Mcintire, J Wiley, and K Leveno（2001）.Intensity of labor pain and cesarean delivery. *Anesthesia Analgesia* 92:1524-1528.
13. R Melzack and E Belanger （1989）.Labour pain:Correlations with menstrual pain and acute low-back Pain

before and during pregnancy. *Pain* 36:225-229.

14. PE Hess, TP Luca, SD Pratt,AK Soni, T Corbett,CG Miller, MC Sarna, and NE Oriol （April 1999）.Oxytocin produces more painful labor. *Anesthesiology* 90（4AS）（Suppl）:64A.
15. R Melzack, E Belanger, and R Lacroix（November 1991）.Labor pain:Effect of maternal position on front and back pain *Journal of Pain and Symptom Management* 6（8）:476-480.
16. NK Lowe（May 2002）.
17. Ibid.
18. R Melzack, P Taenzer, P Feldman, and RA Kinch （August 1981）.

第三章

1. S Bewley and J Cockburn （June 2002）.Responding to fear of childbirth. *The Lancet* 359:2128-2129.
2. S Alehagen,K Wijma, and B Wijma（April 2001）.Fear during labor. *Acta Obstetricia et Gynecologica Scandinavica* 80（4）:315.
3. H-L Melender （June 2002）.Experiences of fears associated with pregnancy and childbirth:A Study of 329 pregnant women. *Birth* 29（2）:101.

4. National Center for Health Statistics（January 2002）Explaining the 2001-2002.Infant Mortality Increase:Data From the Linked Birth/Infant Death Data Set, *National Vital Statistics Reports*,Vol 53,No.12.
5. J Chang, LD Elam-Evans, CJ Berg, J Herndon, L Flowers, KA Seed, and CJ Syverson. Division of Reproductive Health, National Center for Chronic Disease Prevention and Health Promotion （February 2003）.Pregnancy related mortality surveillance. *Motrbidity and Mortality Weekly Report*. US 1991-1999.52（2）:1-8.
6. World Health Organization （2004）,Maternal Mortality in 2000 Estimates developed by WHO, UNICEE,and UNFPA, Department of Reproductive Health and Research（Geneva World Health Organization）.
7. K Hofberg and I Brockington（2000）.Tokophobia:An unreasoning dread of childbirth. *British Jounnal of Psychiatry* 176:83-85.
8. T Saisto and E Halmesmaki（March 2003）.Fear of Childbirth:A neglected dilemnat. *Acta Obstetricia et Gynecologica Scandinavica* 82（3）:201-208.
9. T Saisto, O Yukorkala, and E Halmesmaki （November 1999）.Factors associated with fear of delivery in second pregnancies. *Obstetrics and Gynecology* 94（5）:679-682.
10. Ibid.

11. Ibid.
12. S Bewley and J Cockburn （June 2002）.Responding to the fear of childbirth.*The Lancet* 359（9324）:2128-2129.
13. M Lobel（2004）Pregnancy In AJ Christensen, R Martin & JM Smyth （eds）. *Encyclopedia of Health Psychology*（New York Kluwer Academic/Plenum）.
14. Y Rofe, M Blittner, and I Lewin （January 1993）.Emotional experiences during three trimesters of Pregnancy, *Journal of Clinical Psychology* （1）:3-12.
15. IS Federenko and PD Wadhwa （March 2004）.Women's mental health during pregnancy influences fetal and infant development and health outcomes. *CNS Spectrums* 9（3）:198-206.
16. D Armstrong and M Hutri（March-April 1998）. Pregnancy after perinatal loss.The relationship between anxiery and prenatal attachment.*Journal of Obstetric, Gynecologic and* Neonatal *Nursing* 27（2）:183-189.
17. A Gupton, M Heanian,and T Ashcroft （July-August 1997）.Bed rest from the perspective of the high-tisk pregnant woman. *Journal of Obstetric, Gynecologic and Neonatal Nursing* 26（4）:423-430.
18. JC Campbell （May 2001）.Abuse during pregnancy A quintessential threat to maternal and child health-So when do we start to act? *Canadian Medical Association*

Journal 164（11）:1578-1579.

19. P Shnkin （1992）Overcoming the legacy of childhood Sexual abuse:The role of caregivers and childbirth educators, *Birth* 19:224-225.

20. T Hampton（September 2004）. Fetal environment may have profound long-term consequences for health. *Journal of the American Medical Association* 292（11）:1285-1286.

21. J McCubbin, E Lawson, S Cox, J Sherman, J Norton, and J Read （September 1996）.Prenatal maternal blood pressure response to stress predicts birthweight and gestational age: A pregnancy study. *American Journal of Obstetrics and Gynecology* 175（3）:706-712.

第四章

1. C Wong, B Scavone, A Peaceman, R McCarthy, J Sullivan, N Diaz, E Yaghmour, R-J Marcus, Sherwam,M Sptoviero, M Yilmaz, R Patel, C Robles, and S Grouper （February 2005）.The risk of cesarean delivery with neuraxial analgrsia given early versus late in labor. *The New England Journal of Medicine* 352（7）:655-665.See also A Vahratian, J Zhang, J Hasling, et al（2004）,The effect of early epidural versus early intravenous analgesia use on labor progression: A natural experiment, *American Journal of Obstetrics and Gynecology* 191:259-265.

2. S Torvaldsen, C.Roberts,J Bell, and C RaynesGreenow（October 18,2004）.Discontinuation of epidural analgesia late in labour for reducing the adverse delivery outcomes associated with epidural analgesia *The Cochrane Database of Systematic Reviews* 4:CD004457.

3. BL Leighton and SH Halpern （May 2002）.The effects of epidural analgesia on labor, maternal and neonatal outcomes:A systematic review. *American Journal of Obstetrics and Gynecology* 186（5）:S69-S77.

4. Y Beilin,J Zahn, HH Bernstein, B Zucker-Pinchoff, WJ Zenzen, and LA Andres （June 1998）.Treatment of incomplele analgesia after placement of an epidural catheter and administration of local anesthetic for women in labor. *Anesthesiology* 88（6）:1502-1506.

5. Leighton and Halpern（May 2002）.

6. JL Hawkins, LM Koonin, SK Palmer, and CP Gibbs（February 1997）.Anesthesia-related deaths during obstetric delivery in the United States, 1979-1990. *Anesthesiology* 86（2）:277-284.

7. Leighton and Halpern（May 2002）.

8. S Sharma, D Mclntire,J Wiley, and K Leveno （2004）.Labor analgesia and cesarean delivery:An individual patient metaanalysis of nulliparous women. *Anesthesiology* 100:142-148.

9. M Wuitchik, D Bakal, and J Lipshitz （1989）.The clinical

significance of pain and cognitive activity in latent labor. *Obstetrics and Gynecology* 73:35-42.

10. PE Hess, SD Pratt, AK Soni, MC Sarna, and NE Oriol（2002）An association between severe labor pain and cesarean delivery, *Anesthesin Analgesia* 90:881-886.
11. S Segal, M Su, and P Gilbert（October 2000）.The effect of rapid change in availability of epidural analgesia on the cesarean delivery rate:Ameta-analysis. *American Journal of Obstetrics and Gynecology* 183（4）:974-978.
12. S Segal, R Blatman, M Doble, and S Datta（July 1999）. The influence of the obstetrician in the relationship between epidural analgesia and cesarean section for dystocia. *Anesthesiology* 91（1）:90-96.
13. W Howell （1999）,Epidural versus non-epidural analgesia for pain relief in labour（2003）. *The Cochrane Database of Systematic Reviews* 3:CD000331.
14. HK Eltzschig, ES Lieberman, and WR Camann（January 23,2003）.Regional anesthesia and analgesia for labor and delivery *The New England Journal of Medicine* 348（4）:319-332.See also PJ Alexander, SK Sharma, KJ Leveno, DD Mclntire, and J Wiley（May 1999）,Epidural analgesia during labor and maternal fever. *Anesthesiology* 90（5）:1271-1275.
15. L Goetzl, A Cohen,F Frigoletto Jr, SA Ringer, JM Lang,

and E Lieberman（November 2001）.Maternal epidural use and neonatal sepsis evaluation in afebrile mothers *Pediatrics* 108（5）:1099-1102.

16. JH Charlotte, T Dean, L Lucking, K Dziedzic, PW Jones, and RB Johanson （August 17,2002）.Randomised study of long-term outcome after epidural versus non-epidural analgesia during labour. *British Medical Journal* 325（7360）:357.
17. Shama et al.（January 2004）.
18. S Segal et al. （July 1999）.
19. AH Shenman and Comparative Obstetric Mobile Epidural Trial（COMET）Study Group UK （July 2002）Effect of low-dose mobile versus traditional epidural techniques on mode of delivery. A randomised controlled trial. *The Lancet* 358（9275）:19-23.
20. Sharma et al.（January 2004）.
21. J Zhang, MK Yancy, MA Klebanoff. J.Schwarz, and D Schwitzer （July 2001）.Does epidural analgesia prolong labor and increase risk of cesarean delivery? A natural experiment. *American Journal of Obstetrics and Gynecology* 185（1）:128-134.
22. M Kubli, MJ Scrutton, PT Seed, and G O'Sullivan（February 2002）.An evaluation of isotonic"sport drinks" during labor. *Anesthesia Analgesia* 94（2）:404-408.

23. SH Halpern, T Levine, WB Wilson, J MacDonell, SE Katsiris, and BL Leighton （December 1999）,Effect of labor analgesia on breastfeeding success. *Birth* 26（4）:275-276.

24. A Albani, P Addamo, A Renghi, G Voltolin, L Peano, and G lvani（1999）.The effect on breastfeeding rate of regional anesthesia technique for cesarean and vaginal childbirth. *Minerva Anesthesiology* 6:25-30.

25. AD Sia, WR Camann, CE Ocampo, RW Goy, HM Ton, and S Rajammal （2003）.Neucaxial block for labour analgesia; Is the combined spinal epidural （CSE） modality a good alternative to conventional analgesia? *Singapore Medical Journal* 44（9）:464-470 .See also Eltzschig, Lieberman, and Camann （January 23,2003）.

26. Sia et al.（2003）.

27. D Hughes, SW Simmons, J Brown,and AM Cyna （2003）,Combined spinal-epidural versus epidural analgesia in labour. *The Cochrne Database of Systematic Reviews* 4:CD003401.

28. ES Ledin, C Gentele, and CH Olofsson（October 2003）. PCEA compared to continuous epidural infusion in an ultra-low-dose regimen for labor-pain relief A randomized study. *Acta Anaesthesiologica Scandinavica* 47（9）:1085-1090.

29. M van der Vyver, S Halpern, and G Joseph （2002）.

Patient-controlled epidural analgesia versus continuous infusion for labour analgesia:A meta-analysis, *British Journal of Anaesthesia* 89:459-465.

第五章

1. JL Hawkins, BR Beaty, and CP Gibbs （1999）,Update on obstetric anesthesia practices in the U.S. *Anesthesiology* 91:1060.
2. BL Leighton and S Halpern （2002）.The effects of epidural analgesia on labor,maternal,neonatal outcomes: A systematic review. *American Journal of Obstetrics and Gynecology* 186:S69-77.
3. DH Chestnut （2004）.Parenteral and inhalational agents. In DH Chestnut（ed）. *Obstetric.Anesthesia Principles and Practice*, 3rd ed., pp. 311-323 (Phiadlphia:Elsevier Mosby）.
4. Ibid.
5. Ibid.
6. Ibid.
7. WE Rayburn, GV Smith, JD Parriott, and RE Woods（October 1989）,Randomized comparison of meperidine and fentany! during labor. *Obstetrics and Gynecology* 74（4）:604-606.
8. C Wilson, E M,Clean, J Moore, and JW Dundee（De-

cember 1986）.A double-blind comparison of intramuscular pethidine and nalbuphine in labour, *Anaesthesia* 41（12）:1207-1213.

9. E Nissen, AM Widstrom, G Lilja, AS Matthiesen,K Uvnal Moherk, G Jacobsson, and LO Boreus（February 1997）. Effects of routinely given pethidine during labour on infants' developing breastfeeding behaviour Effects of dose-delivery time interval and various concentrations of pethidine/norpethidine in cord plasma. *Aeta Paediatrica* 86（2）;201-228.

第六章

1. Lamaze International; www.lamaze-childbirth com.
2. Ibid.
3. Ibid.
4. Ibid.
5. Ibid.
6. Ibid.
7. American Academy of Husband-Coached Childbirth; www.bradleybirth .com.
8. Global Maternal Child Health Association;www.waterbirth.org.
9. ER Cluett, VC Nikodem, RE McCandlish, and EE Burns（2004）.Immersion in water in pregnancy, Labour and birth. *The Cochrane Database of Systematic Reviews* 2: CD000111.

10. H Richmond (March 2003) Women's experience of waterbirth. *The Practicing Midwife* 6 (3) :26-31.

11. RE Gilbert and PA Tookey (August 1999) .Perinatal mortality and morbidity arnong babies delivered in water: Surveillance study and postal survey. *British Medical Journal* 21 (319) :483-487.

12. CM Otigbah, MK Ohanjal, G Harmsworth, and T Chard (July 2002) ,A rettospective comparison of waterbirths and conventional vaginal deliveries. *European Journal of Obstetric and Gynecological Reproduction Biology* 91 (1) :15-20.

13. S Pellantova, Z Vebera, and P Pucek (January 2003) . Water delivery:A five-year retrospective study. *Ceskoslovenska Gynekologie* 68 (3) :175-179.

14. V Geissbuhler and J Eberhard (September-October 2000) ,Waterbirths:A comparative study.A prospective study on more than 2,000 waterbirths. *Fetal Diagnosis and Therapy* 15 (5) :291-300.

15. E Cluett, R Pickering, K Getliffe, and NJ St George Saunders (February 7,2004) .Randomised controlled trial of labouring in water compared with standard of augrnentation for management of dystocia in first stage of labour. *British Medical Journal* 328 (7435) :314.

16. VC Nicodem (2000) .Immersion in water in pregnancy,labour and birth. *The Cochrane Database of*

Systematic Reviews 2:CD000111.

17. A Cyna, G McAuliffe, and M Andrew（2004）.Hypnosis for pain relief in labour and childbirth:A systematic review. *British journal of Anaesthesia* 93（4）:505-511.
18. A Ewies and K Olah（March 2002）.Moxibusnon in breech version:A descriptive review. *Acupuncture Medicine* 20（1）:26-29.See also I Neri,G Airola,G Contu, G Allais, F Facchinetti, and C Benedetto（April 2004）. Acupuncture plus moxibustion to resolve breech presentation: A randomized controlled study. *Journal of Maternal and Fetal Neonatal Medicine* 15（4）:247-252.
19. CA Smith, CT Collins, AM Cyna, and CA Crowther（2003）.Complementary and alternative therapies for pain management in labour. *The Cochrane Database of Systematic Reviews* 8:CD003521.
20. ED Hodnett, S Gates,GJ Hofmeyr, and C Sakala（2004）. Continuous support for women during childbirth. *The Cochrane Database of Systematic Reviews* 2:CD003766.
21. ED Hodnett, NK Lowe, ME Hannab, AR Willan.B Stevens,JA Weston, A Ohlsson, A Gafni, H Muir, TL Myhr, and R Stremler（September 18,2002）. Effectiveness of nurses as providers of birth labor support in North American hospitals. *The Journal of the American Medical Association* 288（11）:1373-1381.

22. EE Burns, C Blamey, SI Ersser, et al.（2000）.An investigation into the use of aromatherapy in intrapartum midwifery practice. *Journal of Alternative and Complementary Medicine* 6:141-147.

23. L Martensson, K Nyberg, G Wallin（2002）.Subcutaneous versus intracutaneous injections of sterile water for labour analgesia:a comparison of perceived pain during administration *British Journal of Obstetrics and Gynaecology* 107（10）:1248-1251.

24. JL Reynolds （March 2000）.In the literature: Sterile water injections relieve back pain of labor. *Birth* 27（1）:58.

25. T Lytzen, L Cederberg, and J Moller-Nielsen（1989）.Relief of low back pain in labor by using intracutaneous perve stimulation （INS）with sterile water papules. *Acta Obstetricia et Gynecologica Scandinavicn* 68（4）:341-343.

26. B Kaplan, D Rabinerson, S Lurie, J Bar, UR Krieser, and A Neri （March 1988）.Transcutaneous electrical nerve stimulation TENS for adjnvant relief during Labour and delivery *International Journal of Gynaecology and Obstetrics* 60（3）:251-255.

27. D Carroll,RA Moore, MR Tratner, and HJ McQuay （February 1997.Transcutaneous electrical nerve stimulation does not relieve labour pain;Updated systematic review. *British Journal of Obstetrics and Gynaecology* 104（2）:169-175.

第七章

1. National Center for Health Statistics September 2005. Births–Method of Delivery（Data for United States in 2003）,US.Department of Health and Human Service Centers for Disease Control and Prevention; www.cde.gov.
2. P Choi, S Galinski, L Takeuchi, S Lucas, C Tamayo, and A Jadad（2003）,PDPH is a common complication of neuraxial blockade in parturients:A meta-analysis of obstetrical studies *Canadian Journal of Anesthesia* SD 460-469.
3. U Anomaa, M Lahdensuu, and DA Cozanicis（April 1997）. Severe complications associated with epidural and spinal anaesthesias in Finland 1987-1993.A study based on patient insurance claims. *Acta Anaesthesiologica Scandinavica* 41（4）:445-452.
4. JL Hawkins, LM Koonin.SK Palmer, and CP Gibbs（1997）Anesthesia related deaths during obstetric delivery in the United States, 1979-1990. *Anesthesiology* 86:277.
5. G Briggs, RK Freeman, and SJ Yaffe （1994）. *Drugs in Pregnancy and Lactation*, 4th ed.,p.651（Baltimore:Williams & Wilkins）.
6. American Academy of Pediatrics（September 2001）.The transfer of drugs and other chemicals into human milk, Pobcy statement *Pediatrics* 108（3）776-789.

第八章

1. HM Schacr （1980）,History of pain relief in obstetrics. In GF Marx and GM Bassell（eds.）. *Obstetric Analgesia and Anesthesia*, pp.1-19（Amsterdam:Elsevier/North Holland, Biomedical Press）.
2. V French （1986）.Midwives and maternity care in the Roman world. *Helios*, *New Series* 13（2）:69-84.
3. PP Sim（September 1997）. "To give birth without pain!"：The first cases of mesmeric pain relief for obstetrics *American Society of Anesthesiologists* 61（9）:14-16.
4. LS Euphenia Maclean（2004）.Agnes Sampson, and pain relief in 16th-century Edinburgh. *Anaesthesia* 59：834-835.
5. D Caton（1999）.*What a Blessing She Had Chloroform; The Medical and Social Response to the Pain of Childbirth from 1800 to the Present*, PP.104-107（New Haven, CT: Yale University Press）.
6. R Clark.F Longfellow, and N Keep （September 1997）. *American Society of Anesthesiologists Newsletter* 16（9）.
7. AS Williams（1997）.*Women and Childbirth in the Tiwentieth Century: A History of the National Birthday Trust Fund 1928-1993*,p. 143（Stroud.England:Sutton Publishing）.
8. Caton（1999）,p.139.
9. Ibid.,pp.162-171.

10. Ibid.,p.160.
11. AS Williams （1997）.*Women and Childbirth in the Twentieth Centary :A History of the National Birthday Trust Fund 1928-1993* .p. 1（Strond,England:Sutton Publishing）.
12. JL Hawkins, BR Beaty.and C Gibbs （1999）.Update on obstetric anesthesia practices in the U.S. *Anesthesiology* 91:A1060.

第十一章

1. Family Centered Maternity and Newborn Care:National Guidelines（2005）.Reproduced with the permission of the Minister of Public Works and Government Services Canada（Ottawa;Health Canada, 2000）.
2. E Sheiner, R Hershkovits, M Mazor, M Katz, and I Shoham-Vardi（2000）.Overestimation and underestimation of labor pain. *European Journal of Obstetrics and Gynecology and Reproductive Biology* 91:37-40.
3. 2000-2001 Joint Commission on Accreditation of Healthcare Organizations. PAIN: Current understanding of assessment management and treatments.Strategies to improve pain management. *Standards Manual*, pp.77-78.
4. A Olufolabi and H Pan （2004）.Birth plans:What is important to the laboring parturient? *Anesthesiology* 100（Supp 1）:48.